服薬指導と薬歴記載のコツがここに！

症例で学ぶ

プロブレムの見つけ方

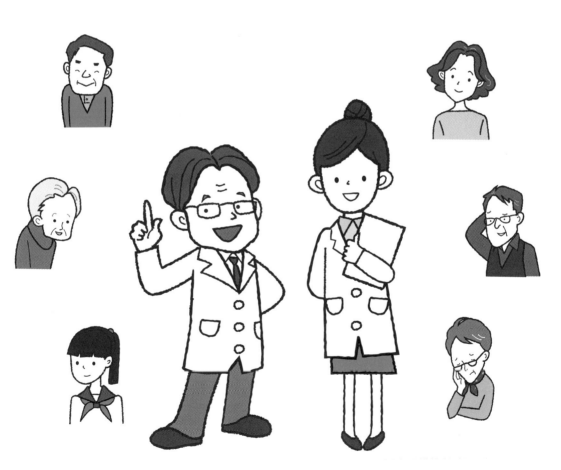

JN064954

はじめに

　私が運営に関わっている一般社団法人服薬ケア医療学会では、自身のスキルアップをしたいと孤軍奮闘している若い薬剤師のために、さまざまな講座を用意しています。その中身は、学術的な知識の習得から具体的に服薬指導を組み立てていく方法論、そして立派な医療者として成長するための心構えに至るまで、あらゆるテーマに及びます。そしてその中の柱の1つが本書のテーマである「服薬指導のスキルアップ」なのです。そしてその神髄を簡単に手に取ることができるようなテキストとして残したいというのが、本書を編むことにした大きな理由です。

　その神髄とは、本書のタイトルにもある「プロブレムを見つけること」です。本書では、どのようにプロブレムを見つけていくのか、その考え方の具体例を、18の症例にあわせて解説してみました。素早くプロブレムを見つけることができると、服薬指導が短時間で済み、その質が格段に向上し、患者さんの満足度も信頼度も驚くほど高くなります。この「短時間に質の高い服薬指導を実施できる力」こそ、薬剤師の医療者としての実力だと私は考えるのです。「服薬指導の力をつけたい」、「質の高い服薬指導ができるようになりたい」、「かかりつけ薬剤師としてもっと患者さんから信頼されるようになりたい」と願う多くの薬剤師の皆さまにとって、本書がお役に立てると信じております。

　最後に、この本が日の目を見るためには、学校法人医学アカデミー出版課の高橋珠代氏と田中和也氏お二人のお力が絶対に必要であったことを申し添え、深く感謝の意を表したいと思います。

2023年8月

岡村 祐聡

CONTENTS

付録 用語解説

薬学的管理成功の秘訣は
プロブレムを見つけること

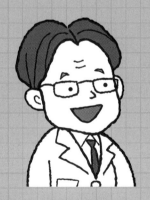
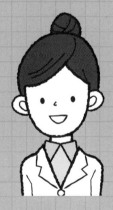

プロブレムを見つけよう！

服薬指導に自信はありますか？

　私は研修等でたくさんの薬剤師の方とお会いする機会がありますが、「服薬指導に自信がありますか？」と聞いてみると、多くの方が「No」と答えます。どうやら、毎日たくさんの患者さんに服薬指導をしてはいるのですが、自分がやっている服薬指導に自信がもてず、「これでいいのかな？」と考えている方が多いようなのです。

なぜなのでしょう？

　私が考えるに、1つには大学で服薬指導のやり方、組み立て方をしっかりと教わっていないということがあるようです。薬学部が6年制になり、OSCEを経て病院や薬局での実習を経験しているはずなのですが、形式的に「何をしなさい（挨拶、いたわりの言葉を述べる、など）」ということは教わっても、**服薬指導を医療者としてどのように組み立てていけばよい医療になるのか**、その一番大切な部分を教わっていないようなのです。ただ大学では、国家試験に合格しなければそもそも薬剤師にはなれないので、国家試験に合格することが第一になることは理解できます。還暦を過ぎた私が受験した頃と比べて、今の内容はとても濃くなっています。その広範な試験範囲を学び、そして合格レベルにまで達しなければならないわけですから、まずは試験勉強優先になってしまいますよね。

　では、社会人になって病院や薬局に勤務した後、実務の中でしっかりと教わっているのかと言われれば、これもまた「No」のようです。「これは必ず聞きなさい、これは必ず薬歴に書きなさい」という決まりごとは教えられますが、**よい医療を行うために何を目指していけばよいか**、を指導してくれる施設はほとんどないようです。いや、「ない」と言ってしまっては怒る人がいるかもしれませんね。「私はそのつもりで指導している！」とおっしゃる立派な薬剤師の方は、きっと全国にたくさんいらっしゃることでしょう。ですがその多くは、施設としてシステマティックに薬剤師の育成を行っている（研修をやっているかどうかということではない）のではなく、そのすばらしい薬剤師個人の努力によって後輩が育てられているように感じるのですが、そんなことはないでしょうか。たまたまそういうすばらしい先輩に巡り合えた方は幸せですが、そうでなければ自分ひとりで孤軍奮闘するしかないということのようです。

服薬指導がうまくなるコツは「プロブレムを見つけること」

　では、どうすれば服薬指導がうまくなれるのでしょうか。少なくとも自分で「自信がある」、「手応えがある」と思う服薬指導ができるようになるのでしょうか。その答えがズバリ**「プロブレムを見つけること」**なのです。それもできるだけ早く見つけることができると、より質的向上が見込めます。**プロブレムとはPOS***（Problem Oriented System）**のプロブレムのこと**ですが、ここでは**「今日、患者さんにどんな指導をするのか、そのテーマ」**と捉えてください。つまり「今日、患者さんにこの指導をしよう」ということを早めにきちんと決めることができると、それだけで服薬指導の中身が大きくレベルアップするのです。なぜなら、**早いうちにプロブレムが想定できるようになると、こちらからの質問がそのプロブレムに沿った質問になります。そのため必要な情報がより多く集まる**ようになります。**情報が多ければ多いほどアセスメントは正確になり、プランも相手に沿ったもの**となるはずです。その結果、**患者さんが納得してくださるようになる**ということなのです。さらにそのやり方は一度ノウハウとして自分で身につけてしまえば、やるべきことはいつも同じなので、後は自然にうまくできるようになります。それはつまり薬剤師としての実力が上がったということになるのです。

▶プロブレムを見つけること
▶プロブレム
▶POS

「プロブレムを意識すること」で服薬指導がレベルアップ

　とにかく、服薬指導がうまくなるコツは、**「プロブレムを意識すること」**です。そのやり方を本書でたくさんの実例とともに解説していきます。患者さんと出会ったらまず**「今日のプロブレムは何だろう？」**とプロブレムを真っ先に探してみてください。その習慣をつけてください。

▶プロブレムを意識すること

プロブレムって何だろう

　先ほどプロブレムとは「**今日、患者さんにどんな指導をするのか、そのテーマ**」と述べました。プロブレムの何たるかをきちんとご理解いただくために、もう少し「**プロブレムとは何か**」についてお話ししていきたいと思います。

プロブレムとは医療者としてケアすべきポイント

　POSの難しい本を読むと、プロブレムは「問題点」と訳されています。もちろんそれで何も間違いはないのですが、日本語で「問題点」と言った場合、ニュアンスとして「何か悪いところ」、「何か不都合なところ」というイメージがついて回ります。医療上のプロブレムは患者さんにとって不都合なことも多いので、やはりそれでも間違いではないのですが、プロブレムの真の意味は「**医療者としてケアすべきポイント**」という意味なのです。つまり医療者としての着目点ということですね。「**着目すべき点**」と言ってもよいのかもしれません。ですから「**プロブレムを見つける**」とは、「**医療者としてケアすべきポイントを見つける**」ということになります。「医療者として患者さんにどんなケアをすべきなのか、そのケアすべきポイントを見つけましょう」と言われれば、当たり前のことですよね。そうなんです。本来なら「**プロブレムを見つける**」ことは、医療者として当然やるべきことであり、当たり前のことなのです。

服薬指導は薬剤師の一番大切な医療行為

▶服薬指導

　さて、「医療者としてやるべきこと」を語るには、「薬剤師の医療行為とは何か」という問いに答えなければならなくなります。私は**服薬指導こそが薬剤師としての一番大切な医療行為**だと思っています。もちろん処方に不備があれば疑義照会は必要です。それは薬剤師の役割としての大原則です。しかし処方の中だけを見ていたのではダメだと思うのです。患者さんに直接向き合い、薬物治療が効果的で安全に行われるために尽力することが、やはり大切だと思うのです。その大切な医療行為において「今日は、何についてケアするのか」を決めましょうというのは、当然のことなのではないでしょうか。

　私は常日頃、「**薬剤師は『薬の専門家』ではなく『薬物治療の専門家』たれ**」と申し上げております。医師が決めた治療方針に基づいて、薬物治療がうまく進むことに責任をもつのが薬剤師だと考えるからです。その薬剤師が「**薬物治療遂行上のプロブレム**」を発見してケアしていくことこそが大切だと思うのです。

多くのプロブレムは処方箋の中ではなく患者さんの心の中にある

　服薬指導というと、処方薬に合わせて必要なことを一通り説明すればよいと考

える方もいるようですが、私はそうは思いません。処方薬は同じでも、患者さんによって困っていることも、悩んでいることも、不安に思っていることも、全て違います。さらにいうならば、同じ患者さんであったとしても、前回薬局にいらしたときと今日では、もっている悩み事は違うはずです。薬が同じだから指導すべき内容も同じなんてことは、絶対にありません。つまり、**プロブレムは処方箋の中（処方薬）にあるのではなく、患者さんの心の中にある**ということなのです。

　服薬ケアでプロブレムを見つけるための大きなヒントとして、**患者さんの薬識*に着目すること**を推奨しています。薬識とは「**薬のことをどのように捉えているのか**」という**患者さんの認識**のことで、薬識の識は知識の識ではなく認識の識です。この薬識の在り方が患者さんの**服薬行動***に大きく影響を与えるのです。そして薬識とは、一度獲得したらその後はずっと変わらないような固定したものではなく、日々大きく変わるものです。これを**薬識のゆらぎ**といいます。一度はしっかりした薬識により「薬をキチンと飲もう」と決心したとしても、薬識のゆらぎによって、しばらく時間がたった時には「めんどくさいな」が勝ってしまうこともあるのです。つまり、患者さんの「今」の心の状態に着目して患者さんの服薬行動を予測していくことが大切なのです。

▶薬識

▶服薬行動

▶薬識のゆらぎ

プロブレムを見いだすことが薬剤師の医療の質を高める第一歩

　医療の目的は「QOLの向上」です。それは「患者さんの人生の質を高めること」であるはずです。薬剤師の存在が患者さんにとってとても価値のあるものとして喜ばれ、その結果患者さんの人生の質を高めることが、私たち薬剤師の医療の目的だと考える次第です。そのためには、まず「**服薬指導において、全ての患者さんにプロブレムを見いだす努力をすることが、薬剤師の医療の質を高める第一歩である**」ということを申し上げたいと思います。

薬剤師のプロブレムは「感情への着目」が大切

それでは、薬局で出会う患者さんのもつプロブレムとはどんなものでしょうか。何か特徴があるのでしょうか。そのあたりを考えてみましょう。

患者さんの心の状態が「患者さんによる自主的な服薬行動」を阻害する可能性

薬局にいらっしゃるのは外来の患者さんです。外来の患者さんは薬物治療を日常生活の中で行っています。そして実際に薬を体内に入れるかどうかは、患者さんご本人にかかっています。なぜなら、ご本人が「薬を飲む」という行動を起こさない限り、その薬は患者さんの体内には入らないからです。つまり**自主的な服薬行動***により薬物治療が遂行されるわけです。そこで正しく服薬行動がとれるかどうかは、患者さんの薬識や病識に基づく**意志***もしくは**服薬意欲***に大きく依存します。

▶服薬行動

▶意志
▶服薬意欲

さてこの時、処方内容に何らかの不備があれば、疑義照会をして処方内容を適正化することは、私たち薬剤師の使命でしょう。その場合はこれがプロブレムになります。しかしそんなにしょっちゅう処方内容に疑義があるようでは困りますし、実際の業務中に出会う処方の不備はそんなにたくさんあるわけではないと思うのです。

では実際によく出会う問題にはどんなものがあるかというと、例えば、「どうしても飲み忘れが多くて薬の効果が思うように発揮できていない」とか、「副作用への不安から特定の薬が飲みたくない」とか、「ずっと飲んでいても効き目を感じられないけど本当に私はこの薬で合っているのだろうか」とか、そんな患者さんの、心配、不安、疑問、ときに医師への不信感などが多いのではないでしょうか。

これらは、「患者さんによる自主的な服薬行動」により行われている薬物治療において、薬物治療がうまくいかない（患者さんが服薬行動をとらない）原因となる可能性があります。つまり、**患者さんの心の状態が、「患者さんによる自主的な服薬行動」を阻害する可能性がある**ということなのです。これこそ私たち薬剤師が取り組むべき課題だと思うのです。ここにこそ、薬剤師の医療としての大切なプロブレムが多く含まれていると思うのです。

感情への着目

このようなプロブレムの多くは、患者さんの心に由来するものです。つまり患者さんの気持ちであったり、認識であったり、意志、意欲など、患者さんの心の状態により、薬物治療がうまく遂行できるかどうかが変わってくるということな

のです。だからこそ私は、このような場合に患者さんの心に着目すること、つまり「**感情への着目***」をとても重視しています。

▶感情への着目

（1）薬識の違いによる服薬行動への影響はとても大きい

「感情への着目」とは、文字どおり**患者さんの気持ち、患者さんの心に着目すること**です。その着目点として絶対にはずせないのが、**薬識***です。既に述べたように、薬識とは「薬のことをどのように捉えているのか」であって、薬のことをただ「知っている」だけではなく、**「その薬が自分にどのような影響を与えるのか、自分の人生にとってどの程度重要な薬なのか」を認識している**ことです。

▶薬識

もし「自分の人生にとって、欠くべからざる大切な薬である」という認識をもっているならば、飲み忘れることなどあり得ないですし、何とかしてきちんと飲もうと努力するはずです。ところが、「ま、どっちでもいいかな。先生が飲めっていうんだから飲んでおくか」くらいの認識だった場合、しばしば飲み忘れが発生すると思いますし、飲み忘れたこと自体も「ま、いいか」で済まされてしまうと思います。あるいは、「この薬飲みたくない」という薬識だった場合は、逆になんとかして飲まないで済むように、わざと忘れたり、飲めない理由をあれこれ考えては訴えるようになるはずです。

このように薬識の違いによる服薬行動への影響はとても大きなものになります。真っ先に薬識に着目して、**今患者さんはどんな薬識を持っているのかを把握することが、プロブレムを見つける大きなヒントになる**はずです。この時大切なのが患者さんの心に着目すること、つまり「感情への着目」なのです。

（2）もう一段掘り下げてみることで真のプロブレムを把握する

薬識を把握することと重なる部分もあるのですが、**患者さんから知らされた事実の背景にある患者さんの気持ちを知ることも、プロブレムを見つける大きなヒ**ントになります。そのためには**もう一段掘り下げ***てみることが必要です。

▶掘り下げ

例えば、薬を飲んでいないという事実が聞き出せたとします。そしてその理由が「副作用が怖いから」だったとします。こんな場合、患者さんには「副作用が怖い」と思うようになったさらに奥の理由があることが多いのです。そして「**真のプロブレム**」はそちらなんですね。ですので、もう一段掘り下げてみることが必要です。

▶真のプロブレム

掘り下げをせず、「副作用が怖い」だけで指導を始めてしまった場合、「怖がらないで飲んでくださいね」と指導するしかありませんが、これではいくら言っても何の説得力もありません。患者さんにとって怖いものは怖いですから、「薬をちゃんと飲む」という**行動変容***は起こらない可能性が高いですね。しかし「副作用が怖い」の奥に、例えば「同じ薬を知り合いが飲んで副作用で大変つらい思いをした。そんな怖い薬は飲みたくない」というような理由が隠されていたならば、その知り合いとの状況の違い、一緒に飲んでいる薬の違いや病気の違いなどを丁寧に探っていき、その違いをご理解いただければ、「自分とその知り合いとは違う」という認識に至って、「飲んでみよう」と思ってもらえるかもしれませ

▶行動変容

ん。こちらが「真のプロブレム」であり、このように「真のプロブレム」を探ることで解決につながることが意外に多いのです。

（3）気持ちを聞く

▶気持ちを聞く
▶患者応対技術

そんな場合の掘り下げ方としては、「**気持ちを聞く***」ことが大切です。この「気持ちを聞く」は、服薬ケアの**患者応対技術***における特徴的な技法の1つです。これは「**感情への着目**」の一番直接的なアプローチになります。少しやり方に慣れてくると、驚くほど大きな効果を発揮しますので、ぜひ覚えて使ってみていただきたいと思います。

具体的には「そんな時どんなお気持ちですか？」とか「それはどんな気持ちから来ているのでしょうか？」とか、ストレートに聞くとこういう聞き方になります。

（4）感情の明確化

例えば、先ほど出てきたような「副作用が怖くてこの薬は飲みたくない」という患者さんがいたとして、一段掘り下げて「どうしてですか？」と聞いてみたとします。その時もし「実は以前、副作用でものすごくつらい思いをしたことがあるのよ」と話が聞けたとするならば、その時の**プロブレム**は、「**副作用が怖い**」ではなくて「**以前副作用でつらい思いをした経験が思い出されて、副作用への不安がとても強い**」ということになります。

さらに「**なぜ、この薬？**」の部分も掘り下げていくことで、過去の経験を思い出してしまう理由もしくはキッカケを聞き出すことができれば、不安を解消してもらうようお話しするヒントがもらえるはずです。例えば、同じ薬で以前副作用の経験があるのか、薬は違うけれどつらい経験があるのか、などが聞き出せれば、アプローチの大きなヒントになるはずだからです。これは「副作用が怖い」という気持ちを掘り下げて、気持ちを聞くことで真のプロブレムへのアプローチ

▶感情の明確化

をしている例ですね。これを「**感情の明確化***」といいます。

（5）服薬カウンセリング

▶服薬カウンセリング

あるいは、患者さんから「**この薬強い薬ですか？**」と質問されたとします。皆さんなら何と答えますか？　実はこの質問は**服薬カウンセリング***を行う代表的な質問であり、服薬ケアでは対応のノウハウが確立しています。このような場合、「**この薬が強いかどうか**」という表面的な質問に答えてしまっては、誤りとなります。患者さんの本当に訴えたいことは、そこにはないからです。そうではなくて「**なぜそのように思われたのですか？**」と聞いてみてください。するとほとんどの場合、「いえ、実はね。この薬を飲むと何だか気分が悪いような気がするのよ。前の薬の時はそんなこと全くなかったのに……」などと、患者さんが本当に気になっていることが表に出てきます。患者さんが一番知りたいこと、気になっていることは、こちらなのです。このように、**患者さんは、気になることや訴えたいことを、質問という形式を借りて我々医療者に訴えてくることがあるの**

です。**このような場合は表面上の質問に答えてはいけない**ということを知らなくてはなりません。これも広い意味での「感情への着目」なんですね。

　このように、「感情への着目」というたった1つのことを意識するだけで、あなたの服薬指導が根本的に変わってしまうことになるのです。「感情への着目」をぜひ意識してみてください。

SOAPはProblem Orientedにすることで効果が出てくる

ただSOAPに分けて書くだけでは効果は生まれない

　PART Iの最後に、SOAPの本質についてもぜひ触れておきたいと思います。今、多くの薬局の薬歴が、形式だけはSOAP形式で書かれているようですが、残念ながらほとんどの薬局で、SOAPのよさ、利点が生かされていないように感じるのです。私自身、その昔薬剤師がPOSを取り入れるにあたって、POS推進をしていた一人であり、POS関連の著書もいくつか出している者として、SOAPが本来の効果を発揮できていない現状を、大変憂慮しています。**薬歴をただSOAPに分けて書くだけでは、SOAPの効果は全く発揮できない**のです。これは声を大にして申し上げておきたいと思います。

SOAPは薬歴の書き方の決まりではない

　SOAPの本質とは、薬歴を書くときの書き方の形式のことではないと私は考えています。患者さんを目の前にして、「患者さんにどのように着目するのか」、「患者さんの今の状態をどのように捉えるのか（これをアセスメントといいます）」を考えるための、思考の方法論であり、「SOAPで考えていくとわかりやすいですよ」という思考ガイドと捉えるべきなのです。

▶A（アセスメント）
　その中心は「**A***（アセスメント）」です。**医療者としてどのように判断したのか、どのように考えたのか、その判断内容がA**となります。そしてアセスメント

▶S（主訴）
▶O（所見）
に至る根拠として「**S***」が**主訴**、「**O***」が**所見**となります。主訴と所見から何らかの判断をしたものがアセスメントということです。そしてアセスメントに基づいて、どんな指導をするのか、そのプランが導き出されます。そのプランはその場ですぐ実行されますので、薬歴に書く段階では、それは既に実施済みですから、

▶P（プラン）
薬歴では「**P***（プラン）」は、**患者さんへの指導内容**が記録されることになります。

▶SOAP
　このように**SOAP***とは、**患者さんを目の前にしてどのように考えたらアセスメントが効率的に導きだせるか、それを定めた思考方法**であり、プロブレムを見つけやすくするための思考ガイドなのです。薬歴の「どこに何を書く」という書き方の決まりではないのです。これはとても重要なところですので、しっかりと理解してください。

SOAPは「プロブレムごとに」考える

　そして一番重要であり、かつ今多くの薬局で抜けてしまっているところが、**SOAPは「プロブレムごとに」考える**というところです。元々SOAPは「**POS***

▶POS

（ピーオーエス）：Problem Oriented System」における**思考方法**です。Problem Orientedというのは、「**プロブレムごとに**」という意味で、そもそもが「プロブレムごとに」考えていくことが大元であり、その「プロブレムごとに」考えるにあたっての、思考ガイドがSOAPなのです。少し具体的に考えてみましょう。

　今、目の前の患者さんが、具合が悪い点をいろいろ訴えていたとします。薬剤師として「それはもしかすると薬の副作用ではないのか？」と思ったとします。とすると、この時のプロブレムは「薬の副作用が出ているのかもしれない」あたりでしょうか。この「薬の副作用が出ているのかもしれない」というプロブレムを吟味するための情報としての主訴（S）や所見（O）としては、例えば「今日の血圧は〇〇/〇〇」とかは関係ないですよね。**SOAPにおけるSやOは、A（アセスメント）が成り立つための根拠となる事実、そのアセスメントがそれで正しいと判断できる証拠が記録されていなければならない**のです。もし、あなたの薬歴のSOAPに、「Oは客観的事実を書くところだから」という理由で、このような情報（アセスメントとは関係のない情報）が書かれていたとしたら、それはおかしいということが、おわかりいただけるのではないかと思うのです。

　そもそもが「プロブレムごと」に構成するはずのSOAPの中に、そのプロブレムとは関係のないことが含まれていたら、私はむしろ頭が混乱してわかりにくくなってしまうと思います。「**SOAPはプロブレムごとに**」が基本であり、「**プロブレムごとに**」患者さんに着目して、それを「**SOAPで考える**」ことがPOSの本来のやり方なのです。SOAPから「プロブレムごとに」を外してしまったら、それはもうPOSではなく、POSの利点は得られないのです。

プロブレムを見つけるときにSOAPで考える

　本書は「プロブレムの見つけ方」がメインテーマですが、プロブレムを明らかにするためには、アセスメント（A）とその根拠であるSやOを合わせて考えていく必要があります。そしてその結果、最適な指導内容（P）が導かれるのです。つまりSOAPは「プロブレムの見つけ方」と密接に関わっているのです。そしてそれは全て「プロブレムごとに」着目し考えることで、その効果を発揮するのです。

　この後PART 2以降で、具体的な事例を用いてプロブレムをどのように見つけていくのかをお示しするわけですが、この「プロブレムごとにSOAPで考える」という前提をしっかり押さえておかないと、本書を読んで「なるほど」と思っても、自分で同じようにやってみることが、きっとうまくできないと思うのです。ですので、この先さまざまな着目点を考える前提として、「プロブレムごとにSOAPで考える」ということを、まずご理解いただきたいと思います。

感情へのアプローチによる

プロブレムの見つけ方

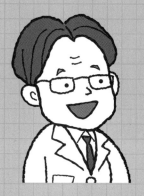

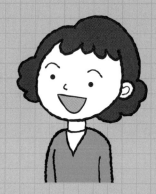

患者さんのプロブレムにアプローチする方法

　それでは、具体的に患者さんのプロブレムにアプローチする方法を見ていきましょう。4つのステップを順にたどっていくことで患者さんの真のプロブレムを見つけていくことができます。

中野さん

　中野さくらさん（50）は、ほんわかした雰囲気のすてきな女性です。いつもは笑顔を絶やさない中野さんですが、今日はなんだか不満げな顔つきをしています。どうしたのでしょう？

〈今日の処方〉
アイミクス配合錠LD　　　1回1錠（1日1錠）
シタグリプチン錠25 mg　1回1錠（1日1錠）
　1日1回　朝食後　14日分

中野さん、こんにちは。どうかされましたか？

今日、尿検査したんだけど、尿に糖が出ているって、先生に怒られてしまって……。それで先生ったら「果物とか、あまり食べ過ぎないように気をつけてくださいね」って言うのよ。私、果物なんてほとんど食べないのに。なぜかしら。

中野さんはお食事はいつも気をつけていらっしゃるということでしたよね？

そうよ。前にこちらでいただいた食品表を見ながら献立は考えてるし、食べ過ぎないようにもしているわ。夜は6時過ぎたら何も食べないようにしているのに……。

　なるほど。確かに食事にも気をつけているのに、尿に糖が出るとは、おかしいですね。ただ、食べていないのに尿に糖が出るわけはないので、実際には何か食べているはずです。少し詳しくお話をうかがってみる必要がありそうですね。

　ちなみに今日の血液検査では、HbA1cは7.6％で、前回より増えていたということでした。一時は6％台まで下がったのに、ここのところまた上がり気味とか。お薬はいつもと同じですが、いつもは30日分なのに、今日は14日分だけ処方されています。

　さて今日の服薬指導はどのように組み立てればよいでしょうか？

Step 1
気付きポイントを探す～気付きリスト～

　効率がよく、かつ効果的な服薬指導を組み立てるコツは、「**今日の指導のテーマ**」、「**今日は何について指導をするのか**」を、早めに決めることです。早めにテーマを決めることで、そのテーマに関する質問を組み立てることができますし、テーマが絞られていれば、必要な情報をきめ細かに聞き出すことができます。

　この「**今日の服薬指導のテーマ**」を**プロブレム**と呼びます。　▶プロブレム

　そして、**プロブレムを探すためには、まず「気付きポイント*」**を探すことを　▶気付きポイント
お勧めします。「気付きポイント」とは、「あれ？　どうしてだろう？」とか、「おや？」と思うところのことです。「気付きポイント」をリストアップしたものを
「気付きリスト*」と言います。本来「気付きリスト」は、薬局全体で症例検討　▶気付きリスト
会を行うときに、他の薬剤師からさまざまな意見を募りつつリストアップするものなのですが、服薬指導を始める前にほんの数十秒でもかまわないので、自分一人で気付きポイントをリストアップする習慣をつけると、服薬指導の質がものすごくアップします。これは絶対におすすめですので、ぜひやってみてください。この「一人気付きリスト」が、目の前の患者さんに対するプロブレムを見つける大きなヒントになるはずです。

　それでは今日の中野さくらさんへの気付きポイントを挙げてみましょう。

 気付きリスト

・なぜ今日は 14 日分だけの処方なのか？
・「食事に気をつけている」とは、具体的にどのように気をつけているのか？
・最近 HbA1c が上がっているので、カロリーを取っていると思われるのだが、食生活で大きく変わったことはないのか？
・もしくは何か日常生活にストレスを感じるような大きな出来事があるのではないか？
・そもそも、尿に糖が出ているということは、今朝何か食べているはず。何を食べたのだろう？

プロブレムのヒントを探す～感情への着目～

感情への着目：プロブレムのヒントは患者さんの気持ちに着目することから

▶感情への着目

　実は保険薬局の薬剤師が出会う患者さんのプロブレムの多くは、処方上の問題ではなく、患者さんの気持ちの問題なのです。既に述べたとおり、服薬ケアでは**「感情への着目*」**と呼んで、患者さんの気持ちを丁寧に拾い上げることを強く推奨しています。**処方の中だけに着目していたのでは、本当のプロブレムを見つけることは難しいと言っても過言ではありません。処方の中ではなく、患者さんの気持ちの中にこそプロブレムは潜んでいます。**そもそも、処方内容にいつもいつも問題があるようでは困りますよね。もちろんもし何らかの問題があったのならば、それを見つけるのは薬剤師の大切な役割ではありますが、多くの場合処方内容ではなく、患者さんの方にプロブレムがあると考えてください。

▶プロブレムは患者さんの人生の中にあり

　私はよく**「プロブレムは患者さんの人生の中にあり*」**と言っておりますが、医療の目的である「QOLの向上」は「**患者さんの人生の質を高めること**」であり、もっとわかりやすく言えば、「**患者さんに少しでも幸せになっていただくこと**」であると私は考えています。

患者さんの気分を害さずにお話を聞き出す

　プロブレムのヒントを見つけるためには情報収集をしなければなりません。このとき絶対に気をつけなくてはいけないのは、**患者さんの気分を害することなくお話を聞きだす**ということです。自分が「知りたい」というだけで根掘り葉掘り質問しては失敗します。相手の感情に寄り添いながら、できるだけ丁寧にお話をうかがわなければなりません。

　さて、中野さくらさんご本人は「食事には気をつけている」とおっしゃっていますが、尿に糖が出ているという事実がある以上、一定量以上の糖分を絶対に取っているはずです。でも患者さんは、医師からいろいろ言われて、ご立腹のご様子。どうすればよいでしょうか。

　まず患者さんからのお話を聞く上での一般的な注意事項、留意点をまとめてみましょう。

Point
相手を決して否定せず、しゃべりたくなるような雰囲気を作る

　まず相手を決して否定せず、気持ちよく「しゃべりたい」と思ってくださるような雰囲気を作ることが絶対に必要です。そして自分が患者さんの「味方である」と思っていただく必要があります。そのためにどうすればよいのでしょうか。

①敬意を払う

まず大前提として、**相手を一人の人間として敬意を払ってください**。決して見下してはいけません。「この人、絶対嘘を言っている」と思って接してはダメだということです。このほんのちょっとした相手に対する「嘘を言っている」という決めつけの気持ちがあると、それは相手に伝わってしまって、決していい結果は生みません。人というのは、**いろいろな思い込みや勘違いなどが重なって、事実とは違うことを言ってしまうことがある**のです。それを決して責めないということが、一番大切なことなのです。

②共感する

次に「感情への着目」をしてください。そして**相手がうれしいこと、楽しいこと、よいと思っていることに共感してみてください**。人は、自分が好きなことを話題にしてもらえると、喜んでそれについて話してくださいます。あるいは、悲しいこと、つらいことに関して「わかってもらえた」と思うと、心が緩み少しだけ安心します。したがって、つらさや悲しみ、あるいは不安を訴える場合は、よくお話を聞いて差し上げることです。そしてその気持ちに「**それはつらかったですね**」とか「**それは不安ですね**」とか、共感の言葉をかけてあげてください。

どんな気持ちなのかわからないときには、素直に聞いてみるのが一番です。「**そんな時、どんなお気持ちですか？**」と。多くの場合、気持ちを聞くことにより、今うれしいのか、悲しいのか、つらいのか、どんな気持ちなのかを話してくださいます。

③感謝する

次に、**話しているうちに最初言っていたこととは違う事実を明かしてくださったときに、そのこと自体に感謝してください**。感謝の気持ちを持ち、感謝の言葉を述べてください。絶対にやってはいけないことは「ほら、やっぱりさっきのは嘘だった」と最初に聞いたことと**事実が違うことを責めたり、あげつらったりすること**です。

非言語をよく観察する

患者さんの気持ちを丁寧に拾い上げるために、どうしても気をつけてほしいことがあります。それは**患者さんの表情、声のトーン、気持ちの強さなど、言葉では現れない患者さん自身から発せられる感情表現を見落とさない**ことです。特にこちらが一定のもくろみをもって「こうではないか」と思って質問しているときに、言葉では「はい。そうです」と肯定するようなことを言いながら、表情では「違う。そうではない」と言っている場合に、それを見落とさないことです。

実は服薬ケアでは、言葉に表れない表情や雰囲気などを「**非言語表現***」と呼び、とても重視しています。**人は言語よりも非言語の方が多くの情報を発信している**のです。非言語表現は、患者さんの表情、声のトーン、立ち居振る舞い、全体から見て取れる印象、などたくさんあります。言語、つまり言葉で言い表すこと以外全てが非言語と言ってもよいでしょう。患者さんの心の声を、非言語をよく観察することで拾い上げましょう。

▶敬意を払う

▶共感する

▶共感の言葉の例
・「それはつらかったですね」
・「それは不安でしたね」
▶気持ちを聞く言葉の例
・「そんな時、どんなお気持ちですか？」

▶感謝する

PART **2** 感情へのアプローチによるプロブレムの見つけ方

▶非言語表現
・表情
・声のトーン
・立ち居振る舞い
・全体から見て取れる印象

非言語から患者さんの気持ちを拾い上げることができると、きっと**プロブレム**
のヒントがそこにあるはずです。なぜなら、患者さんの服薬行動は患者さんの気
持ちに左右されるからです。

　今、患者さんは医師から「果物を食べないように」と身に覚えのない注意をされ、ご立腹です。
どのようにアプローチすればよいでしょうか？　もう少し話を聞いてみましょうか。

> 中野さん、先生からまるで「あなたの食生活が悪い」かのよう
> に言われたとき、どんなお気持ちでしたか？

　ここはストレートに気持ちを聞いています。相手の本音（本当のこと）を聞き出すためには、ま
ずは感情への着目です。この「気持ちを聞く」ことは、うまくはまればとても大きな効果を発揮し
ます。

> 食事はいつもと変わらないし、果物なんて食べないし、おかしい
> な……と。間食もほとんどしないのに……。なんでかしらね。

> そうですよね。おかしいですよね。一緒に理由を探してみたい
> のですが、もう少しお話をうかがってもよろしいですか？

> ええ、お願いします！

　これから、「理由を探したいので、いろいろ質問する」旨を「宣言*」しています。この後たぶん
たくさんの質問をすることになりますから、あらかじめ宣言することで、根掘り葉掘り感を持たれ
ないようにしています。

▶宣言

　　　　ここで**最も大切なことは、「一緒に探してみたい」と寄り添う姿勢を見せてい**
ることです。たくさんの質問が続くと、ともするとまるで尋問されているよう
な、責められているような雰囲気を、患者さんの方が感じてしまうことがありま
す。そうなってしまうと患者さんの方に心理的なガードが入るため、正しい情報
は得られなくなってしまいます。したがってまず最初に患者さんに寄り添う姿勢
を示し、そして「これから質問しますよ」と宣言をするわけです。最後の「え
え、お願いします！」という言葉から、協力的な姿勢はいただけたことがわかり
ます。

それでは続けて聞いていきましょう。

いつもどんなものを召し上がっていらっしゃいますか？

朝はお味噌汁にご飯と簡単なおかず、お昼はサラダにパン、夜は夫のために作ったおかずを、18時頃一人で食べます。

まず最初は基礎情報としてふだんの食事内容をあまり細かく限定せずに、大ざっぱに聞いています。

最近食べ物が変わったということはありませんか？

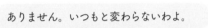

ありません。いつもと変わらないわよ。

ここはNOと言われることは承知の上で、一応念のために「食事内容に変わりはないか？」ということを聞いています。会話を温めるためのジャブを打つような感じでしょうか。

ところで中野さんは、どんな食べ物がお好きですか？

そうですね。パンが大好きです！　去年近所にとってもおいしいパン屋さんができたのよ！　そこのパンが大好きなんです。

焼き立てのパンが食べられるお店ですか？　できたてはおいしいですよね。中野さんはどんなパンがお好きですか？

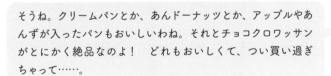

そうね。クリームパンとか、あんドーナッツとか、アップルやあんずが入ったパンもおいしいわね。それとチョコクロワッサンがとにかく絶品なのよ！　どれもおいしくて、つい買い過ぎちゃって……。

本当にパンがお好きなんですね。お話をうかがっているだけで、食べたくなってしまいますね。

ホントにおいしいわよ！　今度お店教えてあげるわね。

さて、ここで質問はいきなり「好きな食べ物」を聞いています。実はこれも**感情への着目**なんです。好きな食べ物を具体的に聞くことで、実際の食生活のヒントを探っています。するとなんと「去年近所にとってもおいしいパン屋さんができた」との情報を教えてくれました。これはもしかするともしかするかもしれませんね！

ここで薬剤師は「おいしいですよね」と**共感**した上で、さらに具体的にどんなパンが好きかを聞いています。このように、実際の食生活を知りたかったら、具体的に聞いていくとよいと思います。そしてさらに「本当にパンがお好きなんですね。お話をうかがっているだけで、食べたくなってしまいますね」と、今聞かせてくださった内容に対して、「**褒める・認める***」で返しています。これは服薬ケアの**患者応対技術***独特の技法の1つですが、**相手の気持ち・立場・態度などを認める姿勢を示すこと**なのです。ここでは「こんなパンが好き」という相手の気持ちをまず受け入れて認めています。

ここで多くの薬剤師がやりがちな間違いは、「**そんな甘いパンばかり食べたらダメですよ**」と、すぐに否定してしまうことです。あるいは「**あ、それだ！**」と、さも原因を見つけたと言いたげに指摘してしまうことです。それは絶対にやってはいけません。ここはまず認めなければなりません。そうでないと、せっかく開きかけている心の扉が、パタンと閉じてしまいます。

▶褒める・認める
▶患者応対技術

さて質問を続けますが、だんだん中野さんの心が開いてきているようなので、もう少し具体的に突っ込んで聞いてみることにします。

はい。ぜひお願いします。お近くにそんなすてきなお店ができて、いいですね。うらやましいです。それで週何回くらいパン屋さんには行かれるんですか？

平日はだいたい毎日行くわね。ほら、歩くといいって前に言ってくださったでしょ？　パン屋さんまで往復すると歩いて30分くらいかかるので、散歩がてら出かけるのよ。

それはすばらしいですね。歩くのはとってもいいことですよ。

次にパン屋さんへ通う頻度を聞いています。するとなんと平日は毎日というではありませんか！これはHbA1cが上がるわけですよね。

ここでも褒める言葉を忘れないようにしています。実際には歩く以上に甘い菓子パンを食べてしまっているので、HbA1cが上がってしまっているのでしょうけど、それをここで言ってしまっては、この後情報が取れなくなってしまいま

す。せっかく気持ちよく事実を**開示**＊してくださっているのですから、ここは　　　▶開示
じっと我慢して**褒める・認めるを継続**しましょう。特に以前「歩く」ことをおす
すめしたことを覚えていて、ご自分としては少しは運動になるだろうと「よいこ
とをしている」つもりでいますので、これを否定してしまうと、心の扉が閉じて
しまいます。

ところでそのおいしいパンは、いつもいくつくらい召し上がりますか？

そうね。4個か5個かしら。ちょっと小ぶりなのでそのくらい食べられるわね。

買ってきたパンはお昼に全部食べてしまいますか？

いえ、買い過ぎてしまって、お腹いっぱいで食べきれないこともよくあるわね。そんな時は、翌朝、朝ご飯にいただくわ。

　頻度の次は量を聞いています。「4個か5個」と言われてびっくりしましたが、「小ぶり」だそうなので、一安心です。そして「余った場合は翌朝食べている」ということまで聞き出せました。

そうなんですね。ちなみに今朝の朝ごはんもパンでしたか？

ええ、そうよ。今朝はねあんずのデニッシュとチョコクロワッサンをいただいてきたわ。あ、あとあんドーナッツも。こしあんがおいしいのよ〜！

そうなんですね。私も好きなパンばかりですね。とってもうらやましいです。

　一応念のため今朝の朝ごはんもうかがってみましたが、やはり甘いパンを食べてきたようです。今日尿糖が出た原因はきっとこれでしょうね。

ちなみにそのすてきなパン屋さん、去年できたということですが、どのくらい前ですか？

そうね。今から半年くらい前かしら。とってもおいしいのでここ最近は毎日のように通っているわね。

おいしいパン屋さんが近くにできてよかったですね！

ええ、とってもうれしいわ。
オーナーご夫妻もとってもすてきな方でね。

そうなんですね。ところでパン屋さんができる前は、
お昼はどんなものを召し上がっていたのですか？

そうねぇ……。おそばとか、夏はおそうめんとか、夫のお弁当
のおかずが残った時はそんなものとか。一人だから簡単に済ま
せていたわ。

いろいろお話を聞かせていただいて、ありがとうございます。

（服薬指導へ続く……）

これでHbA1cがこのところ上がってきてしまった理由はほぼ確定でしょう。

ご本人は「食生活は変わっていない」と言い張っていましたが、よくよく話を聞いてみると、近所に美味しいパン屋さんができてからは、甘い菓子パンをたくさん食べていたということがわかりました。結局事実は違っていたわけです。

Point 患者さんからうかがったお話は、とにかく否定しない

繰り返しますが、ここまでお話をうかがってくる中で、患者さんを否定する言葉は一切言っていません。もちろんこの後服薬指導において、ここのところ食べ過ぎの甘いパンを少し控えるようにお話しするわけですが、それも「パンが好き」という気持ちを絶対に否定しないように、うまくお話しする必要があります。「自分を否定される」とか（パンを食べていることを）「叱られる」と思ったら、患者さんは絶対に正確な事実をお話ししてくれることはありません。パンが好きである事実をしっかりと受け止め、それを認め、その上でHbA1cが上がってきた原因がそのパンであることを伝え、少し減らすようにお話ししてみることが大切です。

さて中野さん、事実としては甘いパンを食べていたため、食生活が変わっていたわけですが、なぜ医師の言葉に怒ったのでしょうか？　感情への着目です。

それはきっと、自分は食べていない果物を「やめなさい」と言われたからでしょう。この1点でさくらさんの気持ちがかたくなになってしまったのだと思われます。これは私たちも気をつけなければいけませんね。自分がやっていないことを「やめなさい」と叱られれば、誰だって反発したくなります。自分の思い込

みで「きっとこうなんだろう」と決めつけるのではなくて、きちんと相手に事実を確認することが絶対に必要です。

PART **2** 感情へのアプローチによるプロブレムの見つけ方

One more comment

服薬ケアステップ*

▶服薬ケアステップ

　本書ではさまざまな症例において、どんなプロブレムがあり得るのか、そしてそのプロブレムをどのように見つけていくのか、その具体的な例示を主目的としたため、詳しい解説は割愛しましたが、服薬ケアにおけるプロブレムを見つけるためのノウハウとして「服薬ケアステップ」があります。本書にてさまざまなプロブレムの在り方を学んだら、次はぜひ「服薬ケアステップ」を学んでみてほしいと思います。それぞれのステップの簡単な解説は付録にありますので、興味のある方は参照してみてください。

　この「服薬ケアステップ」は、自分で服薬指導を組み立てることが苦手な多くの薬剤師のために用意したもので、プロブレムを見つけ、プロブレムを確定するまでの手順を7つのステップで体系化しています。このステップを身につけることで、いつでも自分を見失うことなしに、きちんとプロブレムまでたどりつくことができるようになります。一般社団法人服薬ケア医療学会において開催している「頭の中をPOSにする」ワークで、実践的な演習を体験できますので、本書を機縁としてさらに深く学びたい方は、ぜひ参加してみてほしいと思います。

▶服薬ケアステップは「付録 用語解説●患者応対技術―（2）服薬ケアステップと関連用語」p.106参照

プロブレムの解決

プロブレムの中心を見つける

　さて、事実としては、「食生活は変わっていない」というご本人の言葉とは裏腹に、実際はここ半年くらい、毎日のように甘い菓子パンを食べていることがわかりました。HbA1cが上がってきたのも、今日の検査で尿糖が出たのも、原因はこれでしょう。ではプロブレムは何だと思いますか？

Point

▶プロブレムの中心

プロブレムは「甘い菓子パンを食べていた」ことそのものではない

　私はよく「**プロブレムの中心**」という言葉を使います。漠然としたプロブレムとしては「甘い菓子パンを食べていた」ことがプロブレムで間違いないのですが、プロブレムの中心は厳密にはそこではありません。本当のプロブレムの中心は「**甘いパンがカロリーが高くて血糖値への影響が大きいことを知らなかった**」ことです。ここを変えなければこのプロブレムは解消しないのです。

　この「**プロブレムの中心はどこか**」を常に意識することがとても大切なことなのです。一見そのプロブレムで正しいように見えても、実は中心が微妙にずれていると、その後の服薬指導が患者さんの気持ちとかみ合いません。つまり、服薬指導の効果が薄れてしまうわけです。ここでも感情への着目なんですね。

　もう少し詳しく見てみましょうか。薬剤師がプロブレムを「甘い菓子パンを食べていたこと」に置いたとします。当然指導は「甘い菓子パンを食べてはいけない（もしくは減らしましょう）」となるはずです。その理由として「実は菓子パンはすごくカロリーが高いので、少し食べただけでカロリー過多になってしまう」という説明をするかもしれません。しかし、**言い方や言われる側がどんな反応のタイプ**かにもよるのですが、自分の行動をダメと言われる気持ちを考えてみてください。やはり嫌なものですよね。さっきまで「私は悪くない」と怒っていたところで、さらに違うことで「あなたが悪い」と指摘されるわけですから。理由を聞いて「なるほど」と納得してくだされればOKなのですが、必ず納得してくださるとは限らないのです。ここでいちど反発心を持たれてしまうと、それを解消するのに、とても苦労することになります。

▶反応のタイプ

　ところが、「実は菓子パンはすごくカロリーが高い（ということを知らなかった）」というところにプロブレムを置くと、そのプロブレム解消のためのプラン（P）は、「相手の行動を責める（やめてもらう）こと」ではなくなり「（実はカロリーが高いことを）理解してもらうこと」になります。ここが理解してもらえれば、もしかするとご本人から「少し控えないといけないわね」と、行動変容に向かう気持ちが出てくるかもしれません。

行動変容は「人に言われたから」ではとても弱いものになります。すぐくじけてしまう可能性が高いです。しかし自分自身で「少し控えよう」と行動変容したのであれば、これは最も強い動機になります。その後の行動が守られる可能性が高くなります。服薬ケアではそれを目指しているのです。

プロブレムを解決する

甘いパンが「好き」という気持ちを無視してはいけない（Point）

さて、甘いパンはぜひ少し減らしていただきたいわけですが、ここで大切なことは、そもそも本人は「好き」なわけですから、それを頭から否定してはいけないということです。本人が自分で決意して「やめる」と言うならかまわないのですが、他人である我々が「やめた方がよい」と言うのは控えた方がよいと思います。なぜなら、本人の気持ちに反しているからです。スタンスとしては、常に患者さんの味方でいたいですし、患者さんからも常に「この人は自分の味方」と認識してもらいたいですよね。

私はこんな時、決して「やめた方がよい」とは言いません。むしろ「パンがお好きなんですよね。大好きなパンをこれからも食べ続けることができるように、少し食べ方を変えませんか？」とお話しします。「私から好きなものを奪う」と思われてはダメなんです。そうすると「味方」ではなくなってしまいます。

具体的には、例えば「これからも大好きなパンを毎日食べるために、とっておきのパンを1つ決めて、パンは1日1つにしませんか？」と提案するのもよいと思います。「やめましょう」ではなくて「毎日食べるために、1日1つにしましょう」と提案するのです。そこから先は、ご本人の決意の問題なので、どの方法ならうまくいくのかは、実際に話してみなければわかりませんが、とにかく、とるべきスタンスとしては「食べるのをやめろ」ではないということです。これは意識してください。

薬歴の記載

少ない分量で患者さんとのやり取りがよくわかる薬歴を目指そう

皆さんが思うよい薬歴とはどんな薬歴でしょうか。私が考えるにその時、どのようなやり取りがあったのかがよくわかる薬歴はよい薬歴です。ただ何でも書いてあればよいというわけではありません。**できるだけ少ない分量でその日の患者さんとのやり取りがよくわかる薬歴を目指す**必要があります。

どのようなやり取りがあったのかがよくわかるのに、できるだけ分量が少ないというのは、一見矛盾しているように思えますが、「今日はこの患者さんにこのテーマについて指導しよう」と、できるだけ早いうちに決めることで、誰にでもできるようになります。

また、読むだけで人となりがわかるような記録は、服薬指導そのものが非常に質高く行われているということを意味します。そして実際に薬歴の質の向上を目指していく過程では、この「質の高い服薬指導が行えること」がとても重要ですので、この観点は絶対に忘れないでください。

プロブレムネームを書こう

▶プロブレムネーム

プロブレムネーム*についても、一言だけ触れておくことにしましょう。本来のPOSでは、必ずプロブレムネームを記載します。そしてそれを時系列でリストアップした**プロブレムリスト***を備えます。プロブレムリストは、本来は「プロブレムリストがなければPOSとはいえない」といわれるほど重要なものなのです。しかし残念ながら、今、薬剤師の薬歴で、プロブレムネームが必ず記載されているものは、ほとんどないのが現状だと思われます。

▶プロブレムリスト

しかし本書の読者の皆さまには、ぜひ今後「プロブレムネームを書く」ということを目指してほしいと思います。なぜならプロブレムネームを書くだけで、薬歴の質は著しく向上し、服薬指導の実力が大きく高まることが間違いないからです。本書ではこれ以上詳しく述べることはしませんが、薬剤師としての実力を向上させたい方は、「プロブレムネームを書くことで質が向上する」ということを覚えておいてほしいと思います。

※詳しく知りたい方は、　Ｑ 服薬ケア医療学会　　検索

●薬歴の各記載項目

# （プロブレムネーム）	今日の服薬指導のテーマ（プロブレム）を実際の内容がわかるように記載
S （主訴）	プロブレムに着目したきっかけとなる患者さんの言葉を記載
O （所見）	薬剤師の目から見た患者さんの様子や薬識、アセスメントの証拠、もしくはその判断根拠を記載
A （アセスメント）	主訴や所見をどのように捉えたのか、どう考えたのか、薬剤師としての判断を記載
P （プラン）	アセスメントに基づきプランを立て、その場で実行した指導内容を記載

〈今日の処方〉

#　菓子パンがカロリーが高いことをご存じない様子なのでご理解いただきたい。

S：自分では食生活には気をつけているつもりだが、近所にパン屋さんができてから、そこのパンをお昼に毎日お腹いっぱい食べている。
「お昼だけだから大丈夫よね」

O：HbA1cは7.6%。前回より上昇している。パンはカロリーがかなり高いことを理解していない様子。実は買い過ぎてしまって、余ったパンを翌朝朝食で食べている。今日も朝菓子パンを食べてきたので、尿糖が出たもよう。

A：血糖コントロール悪化の原因はお昼のパンだろう。菓子パンがカロリーが高いことをご理解いただきたい。

P：菓子パンはカロリーが高いので、お腹いっぱい食べるとカロリー過多になってしまいます。食べ過ぎないように、お好きなパンを厳選して召し上がってください。これからも毎日おいしくパンを召し上がっていただくために、1日に食べるパンは1つだけにしてみませんか？　もし、一度にいろいろなパンをたくさん食べたいなら、パン食を1日おきにするのもよいと思います。また、パンを食べるときは、先にサラダを食べるとパンはあまりたくさんは食べられなくなるのでいいですよ。

Pnext：要フォローアップ。その後の昼食の様子を聞いてください。改善が見られないようなら要追加指導。

※Pnext：次回以降の計画や申し送り事項をわかりやすくするため、Pとは別記号とした項目

PART **2** 感情へのアプローチによるプロブレムの見つけ方

PART 3

症例で学ぶ

プロブレムの見つけ方

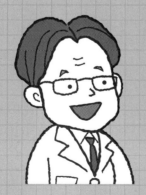
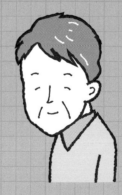

1 めまいやふらつきを感じる牧野さん。プロブレムは？

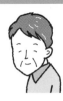

　牧野さゆりさん（75）は、小柄でとても細くてしっかりしたおばあさまです。お料理が大好きで、よく一緒にいらっしゃるご主人も「うちの家内の料理はうまいんだよ」とご自慢です。以前はとてもお元気だったのですが、半年ほど前からめまいやふらつきが徐々に出始め、今日はとても具合が悪そうです。

　10年前から発作性心房細動と高血圧で内科を受診しています。めまいとふらつきで主治医に相談するも、特に問題はないとのこと。紹介されて耳鼻科を受診し、今日のお薬以外にベタヒスチン錠とアデノシン三リン酸顆粒が処方され飲んでいます。

〈今日の処方〉
①アテノロール錠50 mg　　　1回1錠（1日1錠）
　　1日1回　夕食後　14日分
②アムロジピン錠5 mg　　　　1回1錠（1日1錠）
　リバーロキサバン錠15 mg　1回1錠（1日1錠）
　　1日1回　朝食後　14日分

具合が悪そうですね。大丈夫ですか？

もう長くはないわね。家でもほとんど寝てばかりよ。料理もできないの。

先生には相談なさっているのですよね？

先生に言っても「血圧も落ち着いているし、心臓も大丈夫」って言われるの。もう年ってことね。それならそうで、早く死にたいわ。楽になりたい……。

　かなりおつらいのでしょう。ずいぶん気持ちは落ち込んでいるようです。何とかして差し上げたいとあらゆる可能性を考えてみました。

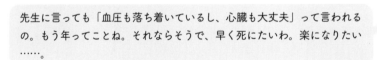

▶ どのようなプロブレムが考えられますか？

✈ プロブレムの見つけ方と解決方法・薬歴

Step 1 気付きポイントを探す～気付きリスト～

プロブレムの候補を抽出しよう

投薬前の気付きリストは次のようでした。

> **気付きリスト**
>
> ・低血圧はないのだろうか？
> ・心臓の機能が落ちているのだろうか？
> ・耳鼻科のお薬を飲み始めて少しはよくなっただろうか？
> ・アテノロールは腎排泄だが、腎機能は大丈夫だろうか？

Step 2 プロブレムのヒントを探す～感情への着目～

「期待どおりにいかないことが続く」感情が苦しみ

　とにかく気持ちが完全に後ろ向きになっています。もともとはとても前向きでしっかりした方で「死にたい」なんて言葉は一番似合わないイメージです。きっと体調が悪くて「苦痛」なのだと思います。「苦しみ」とは「期待どおりにいかないことが続く」時の感情です。何かほんの少しでも「楽になった」と思えるようなことがあるとよいのですが。

　先生から「耳鼻科」へ行くように言われて行ってみたようですが、聞いてみるとそちらの薬を飲んでも全く改善しないとのこと。これも「苦しみ」が続く絶望感につながってしまっているようです。「何をやってもダメ」とつらそうにおっしゃっていました。

Step 3 プロブレムの解決

今回のプロブレムでは薬剤師らしい解決を

　薬剤師としては、やはりお薬を何とかしたいですよね。牧野さんのお話を詳しくうかがうと、症状は β 遮断作用によると考えられるものがほとんどのようです。腎機能の低下が気になったので、聞いてみると血液検査の紙を見せてくださいました。血清クレアチニン値は0.90で先生からは「腎機能は少し落ちているけど年だからこんなもんだろう」というお話があったとか。**小柄の上、細くて筋肉量が少ないことが考えられるため、実際はもっと腎機能は落ちているのではないかと**、念のために問い合わせをしました。 ☞ **ここがプロブレム！**

　すると実は先生も気にはなっていたようで、「減量してみようか」とアテノロールが25 mg錠に変更になりました。これで具合がよくなれば、気持ちも前向きになってくださると思います。数日たってみて具合がよくなっていればよいのですが。

疑義照会で減量に。フォローアップでその後の経過を確認しましょう。

「疑義照会」がP、その理由がA、そして医師の返事をO2に書きましょう。

〈今日の薬歴〉

\# 　老齢で筋肉量も少ないため検査結果より腎機能が悪く副作用が現れている
　　 可能性あり。（ハイリスク薬：アテノロールへの指導）

S：めまいがひどいです。起きていられないので、家事がほとんどできません。好きな料理もほとんどできない。もう長くないわね。耳鼻科の薬はあまり効いている気がしない。

O：半年ほど前よりめまいふらつき出現。本日血清クレアチニン値は0.90。医師からは「少し腎機能は落ちているけど年だからこんなもんだろう」と話が。具合はどんどん悪くなっている。

A：腎機能低下による、アテノロールの血中濃度上昇が疑われる。血清クレアチニン値は0.9だが、小柄で筋肉量も少ないため、実際はもっと腎機能が悪いのではないか。

P：疑義照会。

O2：「減量してみようか」とアテノロール25 mg錠に変更。

Pnext：要フォローアップ。アテノロールが減量になって具合はどうか確認してください。

●ハイリスク薬：アテノロール
　・上記参照
●ハイリスク薬：リバーロキサバン
　・電子添文よりこの薬も腎機能が悪い場合は注意が必要だが、現状出血傾向などはない。
　・ぶつけた記憶がないのに青あざができたりすることがあれば、すぐに医師の診察を受けてください。

　1週間後にお電話で様子をうかがうと「だいぶよくなってきた。食事も作れるようになってきた！」と明るい声が帰ってきました。やはり具合が悪かったのは、腎機能の悪化によるアテノロールの血中濃度の上昇が原因だったようです。元来前向きな方だったので、具合がよくなるに伴って気持ちも前向きになってきたようなので、とりあえず一安心です。こういう時こそ患者さんの気持ちをもう一押しするようなフォローができると、すばらしいですね。

指導の幅が広がる

腎機能の薬学的管理のポイント

検査項目	基準値等	概要
BUN （血中尿素窒素）	9〜20 mg/dL	尿素窒素は、タンパク質から肝臓で合成される最終代謝産物であり、腎で排泄されるため、腎障害で増加する ※タンパク質摂取量（消化管での出血を含む）やタンパク質代謝で変動する ※妊婦はGFR（糸球体ろ過量）が増加するため低値を示す
Scr （血清クレアチニン）	男性：0.7〜1.2 mg/dL 女性：0.5〜0.9 mg/dL 〈腎機能障害の重症度の目安〉 ・軽度：男性1.5未満、女性1.3未満 ・中等度：男性1.5〜2.5以下、女性1.3〜2.0以下 ・重度：男性2.5超、女性2.0超	クレアチニンは、筋肉で産生される最終代謝産物であり、腎で排泄されるため、腎障害で増加する ※筋肉量が多い男性の方が高値 ※高齢者や長期臥床者は、GFRが低下していても、筋肉量が少ないとクレアチニン産生が少ないため、基準値内を示すことがある ※妊婦はGFRが増加するため低値を示す
CLcr （クレアチニンクリアランス）	91〜130 mL/min	クレアチニンは、糸球体ろ過で排泄され再吸収がなくGFRを反映するため、腎障害で低下する 〈Cockcroft-Gault式〉 $$CLcr = \frac{(140-年齢)×体重}{72×Scr}$$ （×0.85：女性の場合）
eGFR （推算糸球体ろ過量）	〈eGFR（mL/min/1.73 m²）の区分（腎機能の診断用）〉 ・正常又は高値（G1）：≧90 ・正常又は軽度低下（G2）：60〜89 ・軽度〜中等度低下（G3a）：45〜59 ・中等度〜高度低下（G3b）：30〜44 ・高度低下（G4）：15〜29 ・高度低下〜末期腎不全（G5）：<15	腎障害で低下する。Scr、年齢、性別から推算したGFRで、体表面積1.73 m²あたりに補正されている 〈日本人のGFR推算式〉 eGFR（mL/min/1.73 m²） $= 194×Scr^{-1.094}×年齢^{-0.287}$ （×0.739：女性の場合） ※薬剤投与における腎機能の推測には、患者の体格が考慮されている体表面積未補正eGFR（mL/min）を用いる

2 骨粗しょう症治療薬のDo処方の 山岡さん。プロブレムは？

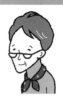

　山岡京子さん（75）は、穏やかなご婦人です。10年ほど前に骨粗しょう症を指摘され、それ以来アルファカルシドールカプセル1μgを飲み続けています。今は大体2ヶ月に1回来局されます。10年近く同じ処方が続いていますが、過去の薬歴の記録では、「アドヒアランス不良」という記載があり、投与日数よりずいぶん遅れていらっしゃることもあるようです。薬剤師としては、これは見過ごせませんね。今回も前回の投与日数から考えると、少し間隔があいているようです。

〈今日の処方〉
アルファカルシドールカプセル1μg　　1回1カプセル（1日1カプセル）
　1日1回　朝食後　56日分

> 山岡さん、こんにちは。今日もいつものお薬が出ていますね。

> はい。（何となくがっかりしたような、いつもとちょっと違う雰囲気）

> どうかなさいましたか？

> ……実は最近歩くときの姿勢が、ちょっと前かがみになってしまうような気がするんです。それを今日先生に相談してみたんですけどね、そしたら、「筋トレして筋肉をつけなさい」と言われてしまって。この年になって筋トレと言われても……。

> 先生は皆さんに「筋肉をつけることが大事ですよ」とご指導なさってますね。具体的にはどんな運動を勧められましたか？

> え？　そうなの？　何かいろいろおっしゃっていたけど、「筋トレ」と言われて、この年になってそんなこと言われても困るわ……とビックリしてしまって、あまり聞いていなかったの。

➤ どのようなプロブレムが考えられますか？

プロブレムの見つけ方と解決方法・薬歴

Step 1 気付きポイントを探す～気付きリスト～
プロブレムの候補を抽出しよう

まずこの症例から「気付きポイント」を見つけ、「気付きリスト」をつくってみました。

▶気付きポイントの探し方は「PART 2 Step 1 気付きポイントを探す～気付きリスト～」p.15参照

気付きリスト

・今日も少し来局が遅いようだが、お薬はどの程度飲んでいるのだろう。
・残薬はあるのか。
・なんとなく浮かない顔をしているが、どうかしたのだろうか？

Step 2 プロブレムのヒントを探す～感情への着目～
非言語もよく観察してプロブレムを見つけよう

気になったことをちょっと相談してみたら医師からいきなり「筋トレ」と言われて、ショックを受けてしまったということでした。今回は「何となくがっかりしたような、いつもとちょっと違う雰囲気」から気づくことができましたね。もともとアドヒアランスをどうやってよくしようかと考えていた患者さんです。治療そのものへの意欲がさらに低下すると、お薬もきちんと飲んでくれないことが予想されます。今日はここを丁寧にケアする必要がありそうです。

●非言語から気持ちを拾い上げることができるとプロブレムのヒントになる
▶非言語の観察は「PART 2 Step 2 プロブレムのヒントを探す～感情への着目～」p.17参照

Step 3 プロブレムの解決
医師の真意を丁寧に説明しよう

実はこの医師は、日頃から筋肉を鍛える重要性を訴えており、できる範囲で体を動かして少しでも筋肉をつけるように指導しています。この患者さんは、「筋トレ」と言われて、とっても大変なことを想像してしまったようですが、医師が意図しているのは、そんな大げさな「筋トレ」ではなく、ご自身の体調に合わせて、少しでも筋肉をつけるよう、日頃から気をつけるようにということだったのです。

例えば医師は、テレビを見ながら左右交互に「もも上げ」をしてみたり、壁かテーブルに手をついてかかとを上げたり下げたりすることでもよいと指導されているようです。そのような話を具体的に例を挙げながらお話ししてみると、「なんだそんなことなの？　それならできるかしら！」とご理解いただけたようです。

つまり、今回のプロブレムの中心は、**医師の真意を患者さんが少し誤解してしまった**というところにあります。「筋トレ」という言葉からとても激しい運動を想像してしまったことにより、「この年になってそんなこと……」と途方に暮れてしまったようでした。それで医師の言葉もしっかり聞こえていなかったようで

ここがプロブレム！

PART 3 症例で学ぶプロブレムの見つけ方

すね。やはりプロブレムの中心は、患者さんの気持ちにあったわけです。

　患者さんの服薬意欲を高めるためにも、お薬以外の食事や運動、そして生活習慣全般への指導というのは、とても大切なことです。

Step 4　薬歴の記載
薬剤師として判断したことをＡに明記しよう

　この山岡さんの事例では骨粗しょう症の治療もしくは進行を止めるためには、運動刺激はとても大切なことですので、飲んでいるお薬の効果をさらに高めるための指導と考えることができます。薬歴に記載するときも「そんなことは当たり前だろう」と省略してしまうのではなく、薬剤師として必要な指導であると考えたその判断を、アセスメントにキチンと明記するようにしましょう。

▶薬歴への記載のコツは「PART 2　Step 4　薬歴の記載」p.26 参照

〈今日の薬歴〉

\#　医師よりいきなり「筋トレ」と言われて戸惑ってしまったが、治療への前向きな気持ちを取り戻すために、医師の真意を理解してもらいたい。

S：最近歩くときの姿勢が前かがみになっているので、先生に相談してみたら、「筋トレして筋肉をつけなさい」と言われてしまった。今さらトレーニングしろと言われても……。

O：対YAM腰椎68％、大腿骨72％。最近あまり変化なし。医師からいきなり「筋トレ」をするように言われて、本人は戸惑ってしまっているようだ。姿勢を真っすぐ保つためには、体幹の筋肉をつけることが重要。

A：運動することで薬の効きもよくなり、骨量の増加も期待できる。治療への前向きな気持ちを取り戻すためにも、医師の真意を理解してもらいたい。

P：「きれいな姿勢を維持するためには、筋肉をつけることが重要です。お薬の効き目も、運動によってより増してきます。テレビを見ながらでもかまいませんので、簡単にできそうなものから少しずつやってみませんか？」と、まずテレビを見ながらもも上げすることを提案。

S2：「そのくらいならできそうね！　やってみるわ！」

指導の幅が広がる

骨粗しょう症の薬学的管理のポイント

検査値	
骨密度（対YAM：若年成人平均値に対する割合）	80％以上：正常、70〜80％：骨量減少、70％未満：骨粗しょう症

生活習慣	
食事療法	・カルシウムの摂取：豆腐、油揚げ、納豆、エビ類、小魚 ・ビタミンDの摂取：きのこ類、鮭、シラス、ツナ、いわしなどの魚や卵 ・ビタミンKの摂取：納豆、ほうれん草 ・食事だけでは足りない場合は、サプリメントも考慮
日光浴	1日15分でも陽にあたる（日光浴でビタミンDが増える）
運動療法	毎日少しでも歩くようにする（骨強度↑、高齢者は転倒・骨折リスクを考慮）

治療薬の注意事項	
ビスホスホネート製剤	・朝起きて食事の前にコップ1杯の水（約180 cc）でかまずに飲む ・少なくとも30分間*¹は横にならない ・水以外の飲食はしない*²

▶推奨摂取量（成人）
Ca：
　600〜800 mg/日
ビタミンD：
　8.5 μg/日
ビタミンK：
　150 μg/日

＊1　イバンドロン酸ナトリウムは60分間。
＊2　エチドロン酸ニナトリウムは服薬前後2時間は食物の摂取を避ける。

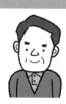
　青山輝夫さん（68）は、とても明るくて誰からも好かれる男性です。お薬は5年以上前からずっと変わりません。アドヒアランスはとてもよく、残薬もほとんどなく、お薬に対しては優等生です。HbA1cも血圧もずっと安定しています。本来お酒が大好きなのですが、5年前からかなり節制している頑張り屋さんです。時々「夕べは飲んじゃったよ！」と後悔されていることがありますが、それでも以前に比べればだいぶ酒量は少ない様子です。それで数値が大きく変動することもありません。そのため、どの薬剤師も「いいところばかりで、指導するところがない」と頭を抱えています。

〈今日の処方〉
テネリグリプチン錠20 mg　　1回1錠（1日1錠）
アムロジピン錠5 mg　　　　　1回1錠（1日1錠）
　1日1回　朝食後　30日分

　さて、そんな青山さん、今日はいつもにも増してニコニコ顔で薬局にやってきました。何かよいことがあったのでしょうか？

青山さんこんにちは。何かいいことありましたか？

えっ？（うれしそうに）　ああ。今度の週末ね、町内会の温泉旅行があるんだよ。私は幹事だったので、いろいろ準備が大変だったんだけど、もう準備万端！　後は事故もなく無事行ってこれることを祈るばかりだよ。

そうですか！　それは楽しみですね。温泉旅行ということは、夜は宴会ですか？

えっ？（ちょっとドキッとした感じで）　そ、そうだね。大丈夫。お酒はそんなに飲まないから。乾杯したらウーロン茶に変えるから。

そうですか。でも、せっかくですのでちょっとだけ楽しんでくださいね。

え？　いいの！

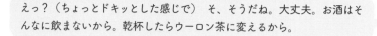

いえいえ、それを決めるのはあなたご自身です。

そうだよね。乾杯だけね。久しぶりだからおいしくいただくよ。

後で後悔なさらないように上手に楽しみましょうね。

うん！　わかってるよ。

お薬、忘れずに飲んでくださいね。

大丈夫。ちゃんと持ってくよ。

▶ どのようなプロブレムが考えられますか？

▶ プロブレムの見つけ方と解決方法・薬歴

Step 1 気付きポイントを探す〜気付きリスト〜
プロブレムの候補を抽出しよう

　さて、気付きリストは普通これから服薬指導に行くという状況で、患者さんをお呼びする前にチェックするものですが、今回は、「町内会の温泉旅行がある」と聞いたところで、頭の中でサッと次のようなことをチェックしてみました。

 気付きリスト

・今週末、町内会で温泉旅行があるらしいが、お酒は乾杯だけで我慢できる
　だろうか？
・旅行で生活のリズムが変わり、服薬を忘れないだろうか？
・そもそも、お薬を忘れずに持っていくことができるだろうか？

　慣れてくると、このように患者さんと会話をしながら「おやっ？」と気づいたことをチェックできるようになります。

プロブレムとは着目点のこと。着目するのはマイナスの問題だけではない

　このように、お薬もちゃんと飲んでいる。生活指導も特に言うべきことがないと、「問題はないから指導することがない」という薬剤師が多いようですが、そんなことはありません。プロブレムとは「着目点」のことですので、着目した点についてのアセスメントをすればよいのです。

ここがプロブレム！ ☞　そして一番大切なことは、「**問題点とは、マイナスの問題だけではない**」ということです。この患者さんのように、**きちんと確認した結果「大丈夫」**というアセスメントでもよいのです。「大丈夫」ということが大事なのです。これはぜひ忘れないようにしましょう。

「大丈夫」の根拠となるO情報を丁寧に聞き出すことが大事

　プロブレムそのものが「大丈夫」というものですから、特に解決は必要ありません。ただ、お話を聞いて「この人なら大丈夫」だから、そのままスルー……では医療行為とはいえません。ではどうすればよいでしょうか？

　一番大切なのは**「大丈夫」と思える根拠となる「O情報」を丁寧に聞き出すこと**です。これがしっかりそろっていれば、「大丈夫」であることは、誰が薬歴を読んでも異論はないはずです。今回は「事前に『病気でお酒は止められている』旨を他の幹事に伝えて、あらかじめ『乾杯以降はウーロン茶にする』と宣言していること」、「お薬を忘れないように、既に大事な書類と一緒にきちんと荷物に入れてあること」などから、「大丈夫」と判断したようです。

指導の幅が広がる

嗜好品の薬学的管理のポイント（1）

アルコール	
肝代謝酵素の誘導	アルコールの慢性的摂取によりCYP2E1が誘導される 例）CYP2E1により代謝される薬物：アセトアミノフェン（肝毒性をもつ活性代謝物が増加）
肝臓の機能低下	同時に服用することで肝臓に障害が起き、薬効が増強される 例）薬効が増強される主な薬物：睡眠薬、糖尿病治療薬、鎮痛薬、抗ヒスタミン薬
喫煙	
肝代謝酵素の誘導	たばこに含まれる多環芳香族炭化水素類がCYP1A2を誘導する作用がある 例）CYP1A2により代謝される主な薬物：プロプラノロール、ラメルテオン、テオフィリン、チザニジン

Step 4 薬歴の記載
今回のプロブレムで一番大事なのはO情報。Pは軽くでよい

アセスメントの根拠となるO情報を、具体的に列挙しましょう。誰が読んでも「確かにこれなら大丈夫だな」と思えることがよい薬歴のポイントです。

〈今日の薬歴〉

#　温泉旅行での服薬と飲酒への注意は大丈夫。

S：今週末、町内会の温泉旅行なんだよ！

O：とても楽しみの様子。宴会でお酒が出るが、既に他の幹事には「病気で酒は止められている」と話してあって、乾杯だけであとはウーロン茶にすると宣言している。お薬は忘れないように、旅行関係の大事な書類などを入れるバッグに、既に1回分入れてあるとのこと。

A：ご自身で旅行を楽しむために、服薬への準備も、お酒を飲み過ぎないような根回しも既に行っており、これなら大丈夫そうだ。

P：うっかり飲み過ぎて後悔しないようにしましょうね。さすが青山さん、しっかり対策も立ててあり、大丈夫そうですね。どうぞ楽しんで行ってらしてください。

S2：うん、ありがとう。

Pnext：フォローアップ不要。次回旅行の様子をお聞きしてください。

指導の幅が広がる

嗜好品の薬学的管理のポイント（2）

カフェイン	
類似化学構造をもつ薬物の代謝阻害	カフェインはキサンチン誘導体の一種で、同誘導体であるテオフィリンなどと同時に摂取するとテオフィリンの作用を増強させる

酸性飲料（ジュース、コーヒー、炭酸飲料）	
口腔内pH低下	イトラコナゾール（内服）は口腔内pHが低下することにより、溶解性が向上し、吸収が増加する
	ニコチンガムは口腔内のpHが低下することにより、分子形分率が低下し、吸収が低下する
	クラリスロマイシンは有効成分の苦味を防ぐコーティングを施してあるが、酸性飲料により、苦味を呈することがある

▶カフェイン

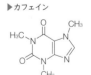

▶テオフィリン

4 眠れないと訴える星野さん。プロブレムは？

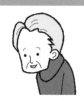

　星野セツさん（97）は、そのお歳とは思えないほどしっかりとしたおばあちゃんです。血液検査も問題なく、全て基準値内です。いつも薬の管理をしている仲のよいお嫁さん（瞳さん）と一緒に来局します。しかし、薬局に来るたびいつも「眠れない、眠れない……」と訴え、今回もやはり眠れないとのこと。瞳さんも心配しています。

〈今日の処方〉
トリアゾラム錠0.25 mg　1回1錠（1日1錠）
　1日1回　寝る前　30日分

いつも何時頃お休みになりますか？

22時にはお布団に入るけど、でも全然眠れないの。

セツさん

お薬は、お布団に入る前に1回分ずつ渡しています。

瞳さん

毎晩寝る前に1回分ずつお渡ししているのですね。お薬を飲んだあとどれくらいで眠れますか？

お薬を飲めばすぐに眠れるの。でも、飲まずに眠れるように毎日頑張ってるの。でもどうしても眠れなくて……結局2時頃我慢できなくて飲んじゃうの。ごめんなさいね……。

➤ どのようなプロブレムが考えられますか？

....

....

▶ プロブレムの見つけ方と解決方法・薬歴

Step 1 気付きポイントを探す〜気付きリスト〜
プロブレムの候補を抽出しよう

それでは「気付きポイント」をリストアップしてみましょう。

気付きリスト

- 「ごめんなさいね」とはどういう意味だろう。
- なぜ布団に入ってすぐにお薬を飲まずに毎日頑張っているのだろう。誰かが何か言ったのだろうか？
- 寝る前にカフェインが入った飲み物を飲むということはないだろうか？
- 昼間体は動かしているのだろうか？　適度に疲れれば眠りやすくなるはずだが。

やはり自分自身が眠れなくて困っているのに「ごめんなさいね」という言葉がとても気になります。そして「お薬を飲めばすぐに眠れる」のに、なぜお布団に入るときにはお薬を飲まずに「頑張って」いるのでしょうか。このあたりにヒントがありそうですね。

Step 2 プロブレムのヒントを探す〜感情への着目〜
家族の薬識が患者の服薬行動に影響を与えることもある

まず、「ごめんなさいね」という一言から掘り下げてみました。よくよくお話を聞いてみたところ、瞳さんはセツさんを心配しながら、お薬を渡す時に「本当はお薬飲まないで眠れるといいんだけどね」とよく声をかけていたそうです。セツさんはそんな瞳さんの気持ちに応えようと、「今日こそは薬を飲まないで寝てみよう」と、毎晩「頑張って」いたそうなのです。そして「お薬を飲まないと眠れない自分」が情けなくて、瞳さんに「申し訳ない」といつも思っていたそうです。だから「ごめんなさいね」だったのですね。

この例はご家族の「睡眠薬はあまり飲まない方がいい」という薬識が、患者さんの服薬行動に影響していたのでした。患者さんご本人は、そのご家族の気持ちに応えたいと一生懸命お薬なしで眠ろうとしていたのに、結局毎晩薬を飲まないと眠れないため「眠れない」という訴えにつながっていたのでした。つまりこの**「眠れない」はお薬が効かないという意味ではなく、「薬なしで眠れるようになりたいのだけれど、どうしても薬を飲まないと眠ることができない」という意味**だったのです。

薬識形成には、人間関係が大きく影響します。つまり、薬識は自分一人で獲得するものというよりは、他者から言われた言葉などによって形づくられていくものなのですね。今回の事例のように、ご家族の言葉が患者さんの薬識に影響を与え、それが服薬行動に現れることが多々あります。このような場合は、そのご家族に対しても薬識ケアをしていく必要があります。

Step 3 プロブレムの解決

嫁の薬識が影響して「睡眠薬を飲まないで寝よう」と頑張っていたことが真のプロブレム

　今回はお嫁さんも一緒に薬局に来ていたので、その場で詳しく話を聞くことができて、お嫁さんにも薬識ケアを合わせて行うことができました。しかし、その場にはいないご家族や職場での人間関係からくる影響が懸念される場合は、そう簡単には解決しないこともあります。もし、他者からの影響がうかがえるような気付きポイントを見つけることができたなら、それを手がかりに丁寧に話を聞いていって、人間関係を視野に入れて、何が服薬行動に影響を与えているのかを探してください。

　今回は、瞳さんのお気持ちも含めて話を聞くことができたので、「お薬は布団に入る前に飲む」というお約束をすることで、解決することができました。つまり「薬が効かない」のではなく、**嫁の薬識が影響して「睡眠薬を飲まないで寝よう」と頑張っていたこと**が真のプロブレムだったのですね。

`ここがプロブレム！` ☞

Step 4 薬歴の記載

真のプロブレムがわかればそれがアセスメント

　真のプロブレムがアセスメントになります。タイトル（プロブレムネーム）も多くの場合同じになります。

〈今日の薬歴〉

#　嫁の「睡眠薬はできるだけ飲まない方がいい」という薬識が服薬行動に影響を与えている。

S：飲まずに眠れるように毎日頑張ってるのに、どうしても眠れなくてお薬を飲んでしまいます。薬を飲めばすぐ眠れます。

O：22時頃布団に入り、薬を飲まずに寝てみようと頑張るが、どうしても眠れないので2時から3時頃薬を飲んでいる。嫁に「睡眠薬はできるだけ飲まない方がいい」という薬識あり。本人はお嫁さんの気持ちに応えたくて薬を飲まずに寝ようと頑張っている。

A：嫁の「睡眠薬はできるだけ飲まない方がいい」という薬識が服薬行動に影響を与えているようだ。

P：本人と嫁に、「お年寄りの場合、毎晩しっかりとお薬を飲んで、いい睡眠をとった方が、体にはいいと思います。お薬なしで眠ろうと頑張るのではなく、お布団に入る前にお薬をお飲みください」と説明。

S2：今晩からはすぐにお薬飲みましょうね（本人、嫁、共に）。

Pnext：要フォローアップ。布団に入る前に飲むようになったか確認してください。

　ちなみに30日後に来局した際には、布団に入るときにお薬を飲むようになって「ぐっすり眠れるようになりました！」と満面の笑顔で報告してくださいました。よかったですね！

指導の幅が広がる

不眠症の薬学的管理のポイント

睡眠衛生指導	
睡眠環境	・就寝前は部屋を薄暗くする（明るい光はメラトニン分泌を抑制するため） ・寝室は夏26〜28℃、冬16〜20℃程度に少し寒くする（体温が下がる時に眠気が生じるため）
睡眠習慣	・起床時間は一定にし、起床後に日の光を浴びる（メラトニンは日光を浴びて14〜15時間後に分泌されるため） ・日中は適度に動き疲れを貯める（睡眠欲求を夜間に高めるため） ・昼寝はなるべくしないか30分以内とし、深い睡眠はとらない（昼寝で睡眠欲求を減少させないため） ・自然な眠気がきてから布団に入る（「布団の中が眠れない場所」という意識を防ぐため）
生活習慣	・入浴は寝る2時間前まで（体温が下がる時に眠気が生じるため） ・寝る前にテレビやスマホは見ない（明るい光はメラトニン分泌を抑制するため）
飲食物・嗜好品	・規則正しい食事をして、空腹と満腹を避ける ・カフェイン入りの飲料（茶、コーヒー等）は寝る4時間前まで（カフェインに覚醒作用があるため） ・（薬を飲んでいない場合）飲酒は寝る4時間前まで（睡眠を浅くし中途覚醒を増やすため） ・ニコチン（タバコ）は寝る2時間前まで（ニコチンは量が多いと覚醒作用があるため）
治療薬の注意事項	
睡眠薬	・飲酒しないでください ・寝る直前に服用してください ・服用後に起きて仕事をするなど予定がある場合は服用しないでください（飲んだあとの出来事を覚えていないことがあるため） ・睡眠薬をやめるときは、医師と相談して、徐々に減らしてください

PART **3** 症例で学ぶプロブレムの見つけ方

不眠症の薬学的管理のポイント

5 服薬に不安をもつ後藤さん。プロブレムは？

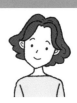

　4日前に来たばかりの後藤良子さん（44）が、今日またいらっしゃいました。薬歴を見ると前回の処方は14日分です。まだお薬はあるはずですが、今日は以前飲んでいたスクラルファートだけ処方されています。前回、鉄剤は2年ぶりの処方、下剤は初めての処方です。何となく不安げな表情ですが、どうしたのでしょう？

〈前回の処方〉
①ファモチジン口腔内崩壊錠10 mg　　　　　　　　1回1錠（1日2錠）
　　1日2回　朝夕食後　14日分
②クエン酸第一鉄ナトリウム錠50 mg（鉄として）　1回1錠（1日1錠）
　　1日1回　夕食後　14日分
③センナエキス錠80 mg　　　　　　　　　　　　　1回1錠
　　便秘時　14回分
〈今日の処方〉
スクラルファート細粒90%　　　　　　　　　　　　1回1 g（1日3 g）
　　1日3回　毎食前　10日分

前回から4日しかたっていませんが、何かお体の具合がよろしくないのでしょうか？

いえ、そういうわけでは……。ちょっと相談してもよろしいかしら？

はい、もちろんです。

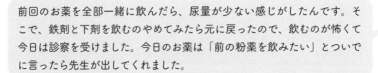

前回のお薬を全部一緒に飲んだら、尿量が少ない感じがしたんです。そこで、鉄剤と下剤を飲むのをやめてみたら元に戻ったので、飲むのが怖くて今日は診察を受けました。今日のお薬は「前の粉薬を飲みたい」とついでに言ったら先生が出してくれました。

それで先生は何とおっしゃっていましたか？

「下剤の影響かな？」って言ってました。

それで飲むのをやめるように指示されましたか？

いえ、「お通じ出なくなるとつらいでしょ？」と、続けるように言われました。鉄剤と下剤、一緒に飲んでも大丈夫でしょうか？

➤ どのようなプロブレムが考えられますか？

➤ プロブレムの見つけ方と解決方法・薬歴

Step 1 気付きポイントを探す～気付きリスト～

プロブレムの候補を抽出しよう

投薬前の気付きリストは次のとおりです。

 気付きリスト

- ・表情がよくないが気分が優れないのか？
- ・スクラルファートが追加になったということは胃の調子が悪いのだろうか？
- ・お薬が変わってまだ4日だが、何か体調の変化があったのだろうか？

Step 2 プロブレムのヒントを探す～感情への着目～

症状そのものではなくて不安な気持ちがプロブレム

　ご本人は下剤と鉄剤の組み合わせで尿量が減ったのではないかと不安を感じています。「尿が少ない」ことが「薬の飲み合わせのせいかも」と感じれば、不安な気持ちになることは当然でしょう。**医師に確認するためわざわざ受診したのに、先生からは不安を解消するような説明はなく、ただ「飲み続けて」と言われてさらに不安が増大してしまった**ようです。プロブレムの中心はこのあたりですね。 ⟵ここがプロブレム！

Step 3 プロブレムの解決

不安な気持ちを解消することが目的となる

　解決のためには、「不安に思わなくて大丈夫なんだ」と納得してもらうことが大事です。詳しく話を聞いてみましょう。

まず下剤の効果を聞くと、少しお腹が痛くなって下痢をするそうです。水のような便が出てスッキリするし、お腹の痛いのも出せば治るとのこと。水様便なら水分が不足するかなと考え、水分摂取量を聞いてみると、「ほとんど飲まない」とのこと。食事の後にお茶を飲む習慣もなく、そもそもあまり水も飲まないとのことです。これでは尿の量は減りますよね。

さて水分摂取量が不足しているという原因がわかってきました。そこで水を飲むことをお勧めしてみようとプランを立てました。ここで大切なのは、単に「先生の言ったとおりです。心配ありません」と伝えることが目的なのではなく、**不安でわざわざ診察を受けに来たのに、先生からはただ「続けて」と言われてしまってさらに不安が増してしまった気持ちを解消すること**です。そこに気をつけながら、心配ないことをお話ししたら、どうやら安心してくださったようです。

Step 4　薬歴の記載

Aは患者さんの「不安」が心配ないことをわかってもらうことであり、「心配ない」根拠が○情報に必要

〈今日の薬歴〉

#　本人は下剤と鉄剤の飲み合わせで尿量が減ったのではと不安になったようだが、それは心配ないことを理解して安心してもらいたい。

S：下剤と鉄剤を同時に飲んだら尿の量が少なくなった感じがした。続けて飲んでも大丈夫？

O：先生は、「下剤の影響かな？」と言うも指示は「飲み続けて」。元々水分摂取量は少ない（1日コップ2杯程度。500 mLは飲めていないと思われる）。下剤を飲んだら水様便が出てスッキリした。水分摂取量はふだんどおり。2年前に鉄剤を飲んだときには、全く問題はなかった。

A：下剤を飲んで水様便が出れば尿量が減ってもおかしくない。水分摂取量が足りないと思われる。「鉄剤との飲み合わせが悪くて尿量が減っているのではないか」という不安はもっともではあるが、心配ないことを理解して安心してもらいたい。

P：ご不安なお気持ちはよくわかります。しかし先生のおっしゃるとおり、鉄剤との飲み合わせではなくて、下剤の影響だと思います。水様便が出るとその分水分が大量に失われるので、尿の量はそれだけ少なくなります。対策としては、水分を多くとってください。その方が便秘の解消にも役立ちます。お薬はしっかり飲んで、お水もお薬だと思って飲んでください。1日1 Lから1.5 Lくらいを目安にしましょう。

S2：なんだ水分が足りなかったのか。安心しました。頑張って飲んでみます。

Pnext：要フォローアップ。きちんとお薬を飲めているか、水は飲んでいるか、尿量はどうか、確認。

指導の幅が広がる

下剤の薬学的管理のポイント

分類	薬物	特徴
刺激性下剤	〈大腸刺激性下剤〉 センナ、センノシド	・効果発現が早いが、習慣性を生じやすい ・妊婦・低カリウム血症患者には禁忌
	ビサコジル	・効果発現が早い ・水分吸収を阻害する
	ピコスルファートナトリウム	・効果発現が比較的緩徐で痙れん性便秘や妊婦にも使える ・水分吸収を阻害する
機械性下剤	〈膨張性下剤〉 カルメロースナトリウム	・習慣性がなく、効果発現が緩徐 ・多量の水分を含んで膨潤して、腸管を刺激する
	〈塩類下剤〉 酸化マグネシウム	・習慣性がなく、効果発現が緩徐 ・H_2受容体拮抗薬やPPIと併用すると胃内のpH上昇により効果が減弱するおそれがある ・高齢者に慎重投与（高マグネシウム血症のおそれ）
その他	〈ClC-2チャネル活性化薬〉 ルビプロストン	・効果発現がかなり緩徐 ・食後服用（空腹時は嘔気が起こりやすい） ・腸液の分泌を増加して便を柔らかくする ・妊婦に禁忌
	〈GC-C受容体刺激薬〉 リナクロチド	・効果発現が緩徐 ・食前服用（食後は下痢が起こりやすい） ・腸管分泌・腸管輸送能を促進するとともに大腸痛覚過敏を改善する
	〈胆汁酸トランスポーター阻害薬〉 エロビキシバット	・効果発現が緩徐 ・食前服用（食事の刺激で胆汁酸が放出される前に服用） ・胆汁酸の再吸収を抑制して、大腸管腔内の胆汁量を増加させる。その結果、胆汁酸により水分分泌と消化管運動が促進され、排便を促す
	〈末梢性オピオイドμ受容体拮抗薬〉 ナルデメジン	・オピオイド鎮痛薬使用時の便秘に対して用いられる

6 話をすり替える糖尿病の佐々木さん。
プロブレムは？

　佐々木ヨシさん（71）は、穏やかな笑顔のすてきなおばあちゃんです。父親も祖父母も糖尿病だったようで、「そういう家系なのよ」といつもおっしゃっています。ご本人は料理が好きで、いろいろ工夫して食生活を気をつけているということでした。ただ、一度下がっていたHbA1cが3ヶ月ほど前からじわじわ上がってきているため、最近「どうしてかしら」と話していました。

〈今日の処方〉
①ダパグリフロジン錠5 mg　　1回1錠（1日1錠）
　　1日1回　朝食後　30日分
②エチゾラム錠0.5 mg　　　　1回2錠（1日2錠）
　　1日1回　就寝前　12日分

今日寝る前の薬だけが12日分ですが……。

ああ、これはね。たくさん余っているので先生がその分だけ少なく出してくださったの。

そうだったんですね。今日は血液検査の結果はいかがでした？

（検査結果の紙を見せながら）7.4だったわ。少し上がっちゃった。下がらないようならお薬増やすって、先生に言われちゃったわ。（少し目が泳いで不自然な様子）

（薬歴を確認して）前回は……7.3でしたね。少し上がっちゃいましたね。

そうなのよ……。

以前おうかがいしたときには、ほとんど毎日食べていた大福やおまんじゅうはやめたとおっしゃっていましたよね。

ええ、そうよ。（強調）

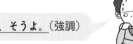
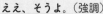

その後も甘いものはやめていらっしゃるのですよね？

えっ、ええ、もちろん。（少し会話のリズムが乱れる）　最近は夕食でもご飯を抜きにして、お肉を食べてるのよ。タンパク質でおなかいっぱいにした方がいいっていうからね。

甘い物の話をしても、すぐ「炭水化物は控えている」という話にすり替わってしまいます。

> ▶ **どのようなプロブレムが考えられますか？**
>
> ....
>
> ....

▶ プロブレムの見つけ方と解決方法・薬歴

Step 1 気付きポイントを探す〜気付きリスト〜
プロブレムの候補を抽出しよう

それでは事前にチェックした気付きリストを見てみましょう。

 気付きリスト

- エチゾラムが今日は 12 日分なのはどうしてだろう。
- なかなかHbA1cが下がらないのはどうしてだろう。食事も気をつけているし、薬もちゃんと飲んでいるということなのに。
- なかなか食事では下がらないなら、運動はどうだろう。薬歴を見直してみたが運動についての記載はなかった。

　「食事も気をつけているし、薬もちゃんと飲んでいる」なら、HbA１cが下がらないのはおかしいですよね。運動についての話をしてみることも視野に入れ、「甘いものはやめた」件について再度確認すると、**会話のリズム***が乱れ、話をすり替えられてしまったようです。このあたりがヒントになりそうですね。　　▶会話のリズム

Step 2 プロブレムのヒントを探す〜感情への着目〜
人は嘘をつくとき会話のリズムが乱れたり、強調表現が不自然に強くなったりすることがある

　会話のリズムの乱れや、非言語と強調の様子がアンバランスな感じがあったので、そのあたりを丁寧に聞いてみることにしました。だいぶ時間はかかりましたが、「やめた」と言っていた甘いものを実はまた食べるようになってしまったと

いうことを、聞き出すことに成功しました。ちょっと前にお客様が毎日のように来て、大福やおまんじゅう、お団子などを続けて買ってきた時があり、その時以来しばらく我慢していた甘いものをまたつい買ってきて食べてしまうようになっ

ここがプロブレム！

ていたのです。本人もそれが気になって、糖質制限食など、食事を以前よりさらに気をつけるようになったのだけど、**甘い物がやめられなくなってしまったそう**なのです。その後HbA1cが上がり始めて先生から注意も受けていたのですが「どうしてなんでしょう？」ととぼけていたそうです。ずっと「食事に気をつけている」、「甘いものはやめた」と言っていたので、また甘いものがやめられなくなってしまったことを恥ずかしくて言い出せなかったそうなのです。

Step 3 プロブレムの解決
「開示」までたどり着ければ山は越えているのであと一息

▶開示

　言えなかったことを思い切って話してくださることを「**開示**[*]」といいます。開示までたどり着ければ、あとはもう一息です。何よりご本人が「このままではよくない」と思っているはずなので、もう一度甘いものをやめる決心をしていただくように促しました。またズルズルと甘いものを買ってくることがないように、お客様にも「私、糖尿病なので、甘いものダメなんです」と打ち明けて、お茶だけで失礼するよう提案をしてみたところ、「そうね。そうするわ」とのことでした。

　たとえ信頼関係がある方であっても、一度事実を隠すようになるとなかなか本当のことを打ち明けることができなくなります。それに気がついたのにそのまま放置すると、それは患者さんのためによくありません。ぜひ本当のことを開示してくださるように、じっくり腰を据えて応対しましょう。

Step 4 薬歴の記載
取り上げたプロブレムと違う情報はSOAPには含めずに別に箇条書きにしよう

　この症例では「開示」があったため、Aの根拠となる事実は患者さんの言葉としてSに記載しました。Aの根拠は普通はOに書くものですが、SかOのどちらかに明記してあれば差し支えありません。

〈今日の薬歴〉

HbA1c がまた上がっているのは、やめていた甘いものを食べるようになってしまったため。

S：実はしばらく我慢してた甘いものを食べるようになってしまっていたんです。それが気になって食事は糖質制限食を取り入れたりしているのですが……。

O：HbA1c 7.3（前回）→7.4へ上がる。医師から下がらないようなら薬を増やすと言われた。

A：HbA1cがまた上がってしまったのは、実はやめていた甘いものを食べるようになってしまっていたためだった。また頑張って甘いものを控えてもらいたい。

P：お話しくださって、ありがとうございました。甘いものを控えなければいけないということは、ご自身が一番よくわかっていらっしゃると思います。今後はお客様にも「私、糖尿病なので、甘いものダメなんです」とお話しして、甘いものは失礼させてもらうといいですよ。

S2：ずっと気になっていたの。今日は話せてよかったわ。隠したって血液検査でバレてしまうわよね。また甘いもの我慢してみる。

Pnext：要フォローアップ。その後甘いものを控えることができているかどうか確認。

●エチゾラムは残薬調整により今日は12日分のみ。

●ハイリスク薬：ダパグリフロジン
　・膀胱炎様症状・脱水症状なし
　・適度な水分摂取を行ってください。

One more comment

「開示」は薬剤師の腕の見せどころ

　本人が気にしていて言いにくいことなどは、なかなか話してくださらないと思いますが、そこをいかに「開示」していただくかは、薬剤師の腕の見せどころだと思います。当然上っ面だけの会話ではダメですし、しっかりした信頼関係も必要です。今回は、非言語表現と強調表現のアンバランスや、質問に対する返事のリズムの乱れなど、微妙なヒントに気づくことができたので、腰を据えてお話を聞くことができました。患者さんの感情に着目し、しっかりと関心を寄せて、患者さんに向き合いましょう。

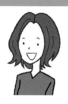

　佐伯保子さん（52）は、明るくておしゃべり好きな、元気のよい女性です。50代とは思えない
とってもすてきなスタイルをされています。今日は初めての来局です。

〈今日の処方〉
①シタグリプチン錠50 mg　1回1錠（1日1錠）
　　1日1回　朝食後　28日分
②ロスバスタチン錠2.5 mg　1回1錠（1日1錠）
　　1日1回　夕食後　28日分

　今日は糖尿病のお薬とコレステロールのお薬ですね？

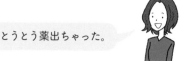とうとう薬出ちゃった。

　とうとうと言いますと……？

これまで10年以上、ジョギングやジムに通って筋トレもしっかりやって、
糖尿病の数値は「大丈夫」って言われてきたのに、とうとう「値が下がら
なくなってきたので、そろそろお薬飲みましょう」って言われちゃって。
同じように努力しているのにどうして下がらなくなってしまったの？　食
事だってずいぶん気をつけているのに。納得いかないわ！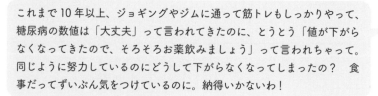

　これまで頑張ってこられたんですね。

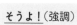そうよ！（強調）

　更年期のことは先生にはお話しになりましたか？

え？　更年期？　それと糖尿病は関係ないでしょ？

いえ、とっても関係あるんです。婦人科は受診されていますか？

いえ、かかってないわ。お友達は「受診した方がいい」って言うんだけど。

とうとうお薬を飲むことになったことが、とっても不満のようです。よくお話をうかがうと、12〜13年ほど前から糖尿病予備軍と指摘されてきましたが、運動と食事を頑張ってお薬は飲んでいませんでした。しかし、生理が不順になってきた4年くらい前から、だんだん数値が下がらなくなり、今回とうとうお薬を飲むことになったそうです。更年期の症状は気になっているようですが、更年期と血糖値やコレステロール値の関係はあまり意識していないようです。

> ➤ どのようなプロブレムが考えられますか？
>
> ....
> ....
> ....

➤ プロブレムの見つけ方と解決方法・薬歴

Step 1　気付きポイントを探す〜気付きリスト〜
プロブレムの候補を抽出しよう

　投薬前の気付きリストは次のようでした。

気付きリスト

・既に閉経しているのだろうか（しているならいつ頃？）？
・更年期の症状の方は大丈夫だろうか？　婦人科は受診しているのだろうか？
・更年期で血糖値やコレステロール値が高くなったりすることは知っているだろうか？

　どうやら婦人科は受診していなかったようですね。更年期の身体の変化についても、あまりご存じではないのかもしれません。

Step 2　プロブレムのヒントを探す〜感情への着目〜
ただ「正しい情報」を伝えればそれでおしまいではない

　佐伯さんとしては、10年以上頑張って運動も食事も注意してきて、HbA1cは6.1〜6.4くらいをずっと維持していたのに、4年くらい前からじわじわとHbA1cが上がってきたことが、納得いかないようです。

　「更年期による代謝の変化を知らない」ということがプロブレムの大元ではありますが、感情的にしっかり納得していただいて、運動や食事の注意に合わせて、お薬の服用も続けていただく必要がありますので、ただ単に「正しい情報」を伝えればよいわけではありません。ここはぜひ注意してください。

ここがプロブレム！

PART **3** 症例で学ぶプロブレムの見つけ方

こういう時は「褒める・認める」を活用しよう

▶褒める・認める

　これまで10年以上も頑張ってきたことをまず「**褒める・認める**＊」でしっかりと褒めつつ、相手の反応、非言語の訴えに注意しながら、更年期になるとホルモンバランスが変わるため、代謝も大きく変化することを丁寧に伝えました。幸いなことに真剣に話を聞いてくださり、最後は「それならしょうがないわね。お薬はちゃんと飲むわ」と納得してくださいました。

　運動で鍛えたすばらしいプロポーションに「同じ女性として憧れます」と素直に自分の気持ちを口にした薬剤師さん。これからも運動は続けてほしいとお話しすると、「まだまだ老け込んではいられないわよ！」と、元気に薬局を後にされました。とってもすてきな方ですね。

指導の幅が広がる

女性の更年期の薬学的管理のポイント

更年期
閉経の前後5年間（45〜55歳頃）

更年期の身体の変化
●更年期症状　※卵巣機能の低下によりエストロゲン減少が減少し起きる ・顔のほてり、のぼせ（ホットフラッシュ）、発汗などの血管運動神経症状 ・易疲労感、めまい、動悸、頭痛、肩こり、足腰の冷えなどの身体症状 ・不眠、イライラ、不安感、抑うつ気分などの精神症状 ●加齢による変化　※令和元年国民健康・栄養調査報告より ・肥満（BMI 25以上）：50歳以上で増加（50歳以上：20.7%、40〜49歳：16.6%） ・高血圧（高血圧症有病者）：50歳以上で増加（50歳以上：26.3%、40〜49歳：11.8%） ・脂質異常症（脂質異常症が疑われる者）：50歳以上で増加（50歳以上：14.6%、40〜49歳：1.9%） ・糖尿病（糖尿病が強く疑われる者）：50歳以上で増加（50歳以上：5.9%、40〜49歳：2.8%）

Step 4 薬歴の記載

プロブレムの中心は「納得」であることに留意しよう

更年期でHbA1cが下がりにくくなったこと、そしてそれを患者さんが知らなかったということは事実ですが、プロブレムそのものではありません。プロブレムの中心は「そのことを納得していただくこと」となります。

〈今日の薬歴〉

 # 更年期によるホルモンバランスと代謝の変化は、自分ではどうにもならないことを理解・納得してほしい。

S：値が下がらないから諦めたわ。お薬飲むことにする。

O：10年以上前から糖尿病予備軍を指摘されるも、薬を飲みたくないと、運動と食事を頑張ってきた。以前はHbA1cは6.1〜6.4くらいをずっと維持していた。更年期になって下がらなくなり、今日は7.0。医師の強い勧めで今日から薬を飲むことになった。更年期によるホルモンバランスの変化で糖や脂質の代謝が変化することは知らなかった。

A：更年期によるホルモンバランスと代謝の変化は自分ではどうにもできないことを納得してもらいたい。そしてこれからも運動と食事の注意は続けてもらいたい。

P：女性は更年期でホルモンのバランスが大きく変わるため、糖や脂質の代謝がそれまでと変わります。どうしても値は上がり気味になりますので、先生のおっしゃるとおり、お薬はお飲みになった方がいいと思います。運動や食事の注意はこれからも続けてください。そうすれば合併症にはならずにずっと元気に過ごすことができると思います。

S2：そうなんだ。それならしょうがないね。お薬ちゃんと飲むわ。

Pnext：要フォローアップ。服薬について納得して継続できているか、運動や食事の注意など続けられているか聞いてください。

●ハイリスク薬：シタグリプチン

・低血糖については理解している。今まで起こしたことはない。

・激しい運動の後に低血糖が起こることがあります。フラフラしたりしたら、甘いものをとってください。

8 便通の悩みを抱えている天川さん。プロブレムは？

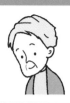

　天川佳乃さん（85）は、在宅の患者さんです。訪問して「いかがですか？」と尋ねると、毎回必ず「お通じがよくない」との訴えがあります。しかし、同居の娘さんによく聞いてみると、毎日便通はあるようで、出ないのではなくお腹が張って便が固く、「なかなか出ない」というのが悩みのようです。「先生からはどんなお話がありましたか？」と聞くと、「先生は血圧の話しかしない」と少々ご不満の様子。便通の不快感を訴えても、まともに取り合ってくれないとのことです。それも不満の原因なのかもしれません。

```
〈今日の処方〉
①アムロジピン口腔内崩壊錠10 mg　　1回1錠（1日1錠）
　　　1日1回　朝食後　30日分
②酸化マグネシウム錠330 mg　　　　　1回1錠（1日3錠）
　　酪酸菌錠　　　　　　　　　　　　1回1錠（1日3錠）
　　　1日3回　毎食後　30日分
（本人の希望により一包化。医師了承済）
```

　血圧は、今回148/80 mmHg、昨日（医師の訪問時）156/89 mmHg、先週（訪問看護時）151/83 mmHgと少々高めです。医師からは「お薬ちゃんと飲んでくださいね」と毎回言われるとのこと。ご本人は「ちゃんと飲んでいるのに」とおっしゃいます。しかしお薬カレンダーを見ると、朝と昼の薬が余っていることが多いようです。

（お薬が飲めているかどうか、いろいろお話をしてきたところで……）

天川さんの場合、朝のお薬が大切なのですが、朝のお薬は飲めてますか？

ええ。飲んでますよ。

あー……（少し、戸惑いながら）ちょっと聞いてもいいですか？

娘さん

はい。

起きるのが遅くなる日が2〜3日おきにあって、その場合は食事が朝昼兼用のようになってしまって、1日2食しか食べないことがあるんですけど、そんな時は朝の薬と昼の薬、どちらを飲めばいいですか？

なるほど。それでお薬が少し余っているのですね。それでしたら、朝の薬が大事なので、1日の最初に飲むのは朝の薬を飲んでください。

あ、そうなの？

はい。血圧のお薬が朝だけなので、これだけは必ず毎日飲んでください。昼夜はお通じのお薬ですが、お通じの薬も1日3回きちんと飲んでいないと、便が固くなるのかもしれませんよ。

（会話は続く）

> ▶ **どのようなプロブレムが考えられますか？**

....
....

▶ プロブレムの見つけ方と解決方法・薬歴

Step 1 気付きポイントを探す〜気付きリスト〜
プロブレムの候補を抽出しよう

ご本人や娘さんとお話ししながら気づいたことをまとめると、次のようでした。

気付きリスト

・朝と昼の薬が残っていることが多いのはなぜだろうか。

・お通じは毎日あるとのことだが、ご本人は不快に思っていらっしゃる様子。
水分はきちんととれているだろうか？

・お通じによい食事などは何か工夫はされているのだろうか？

・デイサービスには通えているのだろうか。少しでも体を動かせば、お通じにはよいと思うが。

Step 2 プロブレムのヒントを探す〜感情への着目〜
薬識ケアの対象は本人とは限らない

朝と昼の薬が残っている理由はわかりましたが、「血圧の薬は朝」ということは、これまでも何度もお話ししてきたはずなのにご存知なかったようです。ご本

人は、娘さんからお薬を出されると全てきちんと飲むということなので、これは**娘さんの薬識ケアが必要な**ケースのようですね。在宅で患者さんの服薬管理をご家族の方がされている場合は、当然ながらご家族の薬識で服薬行動が左右されます。そのような場合は、薬識ケアをする相手はご本人ではなくご家族ということになります。

娘さんに、遅く起きたときにどのように飲ませているのか聞いてみました。すると、目が覚めて１食目を食べるのが10時くらいを過ぎると、お昼は「お腹がすいていない」と食べないことが多いそうなんですね。そんな場合は１食目にお昼の薬を飲ませていたということです。10時より早ければ、14時か15時に「お腹すいた」とお昼を食べることが多いので、その場合は１食目の食後に朝の薬を飲んでいたそうなのです。朝早く起きた日は、きちんと朝昼夕と３回飲めていたのですが、**起きるのが遅い日は朝の血圧の薬は飲めていなかった**ということのようでした。

ここがプロブレム！☞

Step 3　プロブレムの解決
血圧の薬に対する薬識ケアをご家族に

何度も説明してるし薬剤情報提供文書も渡していたので、「血圧の薬は朝飲む」ということはご理解いただいていると思っていたのですが、実はお薬の管理をしている娘さんは一包化していることで安心してしまって、どこに血圧の薬が入っているのか気にしていなかったということでした。いろいろ話し合った結果、朝の包装に赤マジックで「血圧」と大きく書くことで、「最初に薬を飲むときは血圧の薬を飲む」と意識してもらうことにしました。

そしてお通じのお悩みも、毎日きちんとお薬を３回必ず飲むことで少しは改善することが考えられたため、食事が２回の時は、寝る前にも薬を飲むことを提案しました。また、食事が２回の時は水分の摂取量が少ないのかもしれないと考え、朝起きた後、お水を１杯飲んでもらうよう提案すると、「やってみます」とのことでした。

Step 4　薬歴の記載
主なケア対象者はご家族のためＳはご家族の言葉を書く

今回のケア対象者は、主にご家族となります。薬歴には対象者がご家族であることを明記しましょう。

〈今日の薬歴〉

（主にご家族に対して）

#　朝の薬にアムロジピンが入っているので、朝の薬は必ず飲んでほしい。

S：（娘さんから）起きるのが遅い日は朝の薬を飲むか、昼の薬を飲むか迷うんだけど、どっち飲んだらいいの？

O：その日の起きる時間によって、昼に近いと昼の薬を、朝に近いと朝の薬を飲んでいて、遅く起きた日は2食しか食べないので、朝の薬は飲んでいなかった。

A：アムロジピンが朝だけなので、毎日は飲んでいなかったため血圧が医師の思うとおりに下がらなかったのだろう。起きるのが遅くても朝の薬は必ず飲んでもらいたい。

P：天川さんの場合、朝に血圧の薬が入っていますから、最初に飲むときは必ず朝の薬を飲んでください。毎日きちんと飲めば、血圧ももう少し下がってくるかもしれませんよ。

今後朝の薬には赤のマジックで「血圧」と書くことでお互い合意した。

S2：そうなの？　それなら明日からそうするわ。

Pnext：要フォローアップ。朝の薬をちゃんと飲んでいるかどうか確認してください。

●朝の薬を必ず飲んで、昼、夕を飲む回数が減ってしまうと、便通がまた悪く（固く？）なるかもしれないので、2食しか食べない場合は、寝る前に昼の薬を飲んでください。そうすればお通じが楽になると思います。

●水分摂取量が少ないかもしれないので、朝目が覚めたあと、お水をコップ1杯飲むことを勧めた。「やってみる」とのこと。

指導の幅が広がる

在宅患者の薬学的管理のポイント

在宅患者の薬学的管理における悩み		解決法の例
服薬指導・服薬管理	・薬を飲み忘れる ・薬を飲み過ぎている	・患者家族や介護訪問員（ヘルパー）に服薬介助（薬のお渡し・見守り）をしてもらう
他職種とのコミュニケーション	患者宅で、ヘルパー、訪問看護師等に会うことがなく、コミュニケーションがとれない	・ヘルパー、訪問看護師等と定期的に電話等で連絡をとる ・患者宅に置いたノートやSNSなどを用いて情報共有する ・連絡会議に出席する

▶精神病や認知症などの疾患によって服薬状況が変動するので、注意する。

PART **3** 症例で学ぶプロブレムの見つけ方

在宅患者の薬学的管理のポイント

9 血圧を言いたがらない山田さん。プロブレムは？

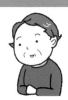

山田貴子さん（76）は、もう15年くらい血圧の薬を飲み続けています。アドヒアランスはとてもよく、残薬もなく、多剤併用もありません。以前は2〜3種類のお薬を飲んでいたこともありましたが、血圧も落ち着いて、5年ほど前からはテルミサルタンの40mg錠1つだけ飲んでいました。そして1年ほど前、時たまめまいがしたり、フラフラすることがあるという訴えがあり、20mg錠に変更になりました。

〈今日の処方〉
テルミサルタン錠20mg　1回1錠（1日1錠）
　1日1回　朝食後　30日分

今日は血圧測りましたか？

はい。いつもと同じくらいです。（何となく言いたくない様子）

最近はめまいがしたり、フラフラしたりすることはありませんか？

いえ、ありません。（強く否定するような口調で）

▷ どのようなプロブレムが考えられますか？

....
....

▷ プロブレムの見つけ方と解決方法・薬歴

Step 1 気付きポイントを探す〜気付きリスト〜
プロブレムの候補を抽出しよう

気付きポイントはたくさんありそうですね。リストアップしてみましょう。

気付きリスト

・血圧の数値を言いたくなさそうなのはなぜだろう。
・血圧が低過ぎるということはないのだろうか？
・本当は低血圧の症状があるのではないのだろうか？
・もしそうなら、なぜそれを強く否定するのだろう。
・そもそも、今、本当に降圧薬を飲まなければいけない状態なのだろうか？
・主治医はお薬を飲み続けることについて、なんと言っているのだろう。

　何だか強く否定するような口調が気になりますね。薬歴を見ると、20 mg錠に減量したときは95/60 mmHgと記録がありますが、それ以降は血圧の数値の記載がなく「同じくらい」としか教えていただけないようでした。

　そして20 mg錠に変更されてから何回か後の来局の際に、医師から「お薬やめてみる？」と聞かれて、自分から「不安だから飲み続けたい」と希望した旨の記載がありました。そこでなぜ「不安だから飲み続けたい」のか、その気持ちを聞いてみることにしました。

Step 2　プロブレムのヒントを探す～感情への着目～
過去の経験が現在の薬識に強固な影響を与えている

　最初はなかなか話してくれませんでしたが、「感情への着目」をしながら、じっくりとお話をうかがうと、9年前にくも膜下出血で亡くなられたご主人が、血圧が高いことをいつも医師に注意されていたのにもかかわらず、薬もきちんと飲まず、出先で倒れたと連絡があり、駆けつけたときにはもう亡くなっていたそうです。それ以来、自分も同じようになってしまうのはイヤなので、お薬を飲んでいないと不安で不安でしょうがないということでした。

　実は今でもときどきフラフラしたりすることがあるのですが、薬を減らした後もまだフラフラすることがあると話したら、医師より「お薬やめてみる？」と言われて、とても怖くなってしまったとのこと。夫のようには絶対になりたくないのと、医師から「薬やめてみようか」と言われるのが怖くて、低血圧の症状については聞かれても黙っているということでした。

　山田さんは、**血圧が高いまましっかりと治療をしなかった夫があっという間に亡くなってしまった過去の悲しい経験から「血圧の薬を飲み続けていたい」、「飲めなくなるのが不安」という薬識が形成**され、低血圧の症状が出ているにもかかわらず、それを隠してまで飲み続けたいと思っていたのですね。これは**薬識ケア**が必要なようです。

ここがプロブレム！

▶薬識ケア

Step 3　プロブレムの解決
薬識の改善のため、転倒などによる骨折の危険性もあることを理解してもらう

　そこで、山田さんはまだまだお元気とはいえ、低血圧でふらついて転んでし

PART 3　症例で学ぶプロブレムの見つけ方

まって、骨折でもしたらかえって危ないということをじっくりとお話ししました。ご本人の「薬を飲めなくなるのは怖い」という気持ちを否定することなく、低血圧を隠してまで飲み続けることにも、危険があることを理解していただきました。「亡くなったご主人も心配していらっしゃいますよ」とお話しすると、涙を流しながら「そうね」と納得してくださいました。

　そしてやがて「話を聞いてくれてありがとう」とにこやかな顔に。実は今まで低血圧のことを隠していたことが気になっていたため、「薬を取り上げられたら嫌だ」という気持ちと「低血圧なのに薬を飲み続けるとどうなるんだろう」という不安で葛藤していたと話してくださいました。

　次回受診時に医師へ相談してみるということで、もしまたフラフラすることがあれば、来月を待たずに診察を受けていただくことを約束してお帰りいただきました。

Step 4 薬歴の記載

薬識ケアでは「なぜそのような認識に至ったのか」を丁寧に聞き出してＯに記載しよう

　薬識ケアの場合、「今、このような薬識をもっているようだ」ということをアセスメントすることになります。その根拠として、お話をうかがったそのような認識に至った過程やその理由をＯに記載しましょう。

〈今日の薬歴〉

\# 「降圧剤を飲んでいないと不安」という強固な薬識の形成。

S：実はフラフラしたりすることが時たまあるんです。でもお薬を飲んでい
　　ないと不安で不安で。

O：血圧はいつも 100/60 mmHg くらい。家で測ると上が 90 mmHg くらい
　　の時もあるとか。薬の減量後も時たまふらつきなどがあることは医師に
　　は話していない。「薬をやめよう」と言われるのが怖くて、話せなかっ
　　たとのこと。しかし、実は低血圧についても不安を感じていた。

A：夫が高血圧の治療をきちんとしなかった結果、くも膜下出血であっとい
　　う間に亡くなってしまった経験から、「薬を飲んでいないと不安」とい
　　う強固な薬識を形成したようだ。

P：まだまだお元気とはいえ、低血圧でふらついて転んだりしたら大変で
　　す。もう少し弱い薬に代えるか、量をもっと減らすか、やり方はいろい
　　ろありますので、次回先生に相談してみてください。もしまたふらつい
　　たりした場合は、次回を待たずに受診して先生に指示を仰いでください。

S2：そうね。そうするわ。夫と私は違うわよね。

O2：とっても晴れやかな表情。

Pnext：要フォローアップ。その後低血圧の症状はないかどうか確認。また
　　　　次回は、診察時に医師へ話したかどうか、そして何と言われたの
　　　　か、確認してください。

One more comment

薬識ケアのコツ

　薬識ケアは意外に骨が折れます。理屈で正しいことを言えば納得してく
れるわけではありません。感情的に納得してもらうことが大切です。相手
の気持ちを否定せずに、相手のためを思い、心を込めて応対しましょう。

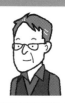
　赤井武夫さん（71）は、15年ほど前に心房細動を指摘され、長いことアテノロール錠を飲み続けています。といっても、アドヒアランスがとても悪く、来局間隔はバラバラで、30日分の処方なのに2ヶ月近くあくこともあります。本人いわく「余っているのがあるから、ちゃんと飲んでるよ」ということですが、ちゃんと飲んでいるなら、お薬は余らないはず。最近の薬歴を見ると、いかにしてお薬を飲んでもらうか、そんな話ばかりが続いているようです。寝る前にテーブルに準備する、奥様にお願いする、一包化して1回分をバッグに入れておく（気づいたときにすぐ飲むため）など、さまざまな提案をこれまでしてきているようですが、全く改善しません。どうしたらよいでしょうか？

〈今日の処方〉

アテノロール錠 50 mg　　　　 1回1錠（1日1錠）
リバーロキサバン錠 15 mg　　 1回1錠（1日1錠）
　　1日1回　朝食後　30日分

赤井さん、こんにちは。前回いらしてから6週間ほどたってますが……。

（ちょっと表情を曇らせて）ああ。ちょっと忙しくてね。少し来るの遅くなっちゃったよ。あ、大丈夫だよ。薬はちゃんと飲んでるよ。余っているのがあるからね。

赤井さん、今日はちょっと折り入ってお話をうかがいたいことがあるのですが、よろしいですか？（宣言）

えっ？　何？

（過去の薬歴を確認しながら）赤井さんは確か……15年ほど前に心房細動を指摘されてお薬を飲み始めたということでしたよね？

ああ、そうだよ。

お薬の重要性は十分ご理解いただいていると思うのですが……。

う、うん。知ってるよ。（返事が跳ねる）

お薬を飲むことは、お嫌ですか？（ストレートに「嫌ですか？」と聞いてみた）

えっ、ええ？（返事が跳ねる）　何言っているの。だってこの薬飲んでるおかげで15年間心臓がちゃんと動いてくれているんでしょ？　血栓ができて肺に詰まらないようにする薬でしょ？

そのとおりです、赤井さん。でもここ2〜3年は、大体半分くらいしかお飲みになっていませんよね？　そうでなければこんなにお薬が余っているはずがありません。

そう……だね。（ちょっとバツが悪そうに）

今、どんなお気持ちですか？（気持ちを聞く）

えっ!?　いやぁ……。飲まなきゃまずいよね、そりゃぁ……。（観念したように）
いやぁ実はさ。3年くらい前、ちょっとめまいとか吐き気とかしてさ、何だか体もだるくて疲れやすいことがあったんだよね。ネットで調べたら、この薬の副作用にまさにそんなことが書いてあったので、怖くなってね。それから毎日飲まないようにしていたんだよ。

なんとまぁ！　自分から毎日飲まないようにしていたということでした。

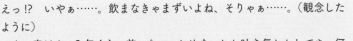

▶ どのようなプロブレムが考えられますか？

....

....

PART **3** 症例で学ぶプロブレムの見つけ方

➤ プロブレムの見つけ方と解決方法・薬歴

Step 1 気付きポイントを探す〜気付きリスト〜
プロブレムの候補を抽出しよう

事前にチェックしていた気付きリストは、次のとおりでした。

💡 **気付きリスト**

・本当のところ、何が原因で飲むことができないのだろう。
・きちんと飲んでいないと思われるが、体調は大丈夫なのだろうか？
・抗凝固薬を飲まなければいけない意味は理解しているのだろうか？

Step 2 プロブレムのヒントを探す〜感情への着目〜
「飲めない」のではなくて「飲みたくない」

　実はこのようなケースでは、薬剤師は一生懸命「飲めない理由」を聞き出そうとし、その「飲めない理由」に対する対策を考えるのですが、いくつ提案しても一向にアドヒアランスは改善しないことが多いのです。なぜなら、本当の理由は「飲みたくない」ことが多いからなのです。「飲めない理由」は言い訳にしか過ぎないのです。本当のプロブレムはそこにはないということですね。そもそも、本人が「お薬を飲みたい」、「自分の病気を何とかしたい」と望んでいれば、自分自身で何とか飲むように工夫するはずです。やはり「飲みたくない」何かがあるのだと思います。

　そんな場合も、感情への着目です。うまくヒットすれば、お薬を飲まない（飲みたくない）本当の理由を教えてくれるはずです。ただ、「感情への着目」といっても、具体的にどうすればよいのか難しいですよね。今回の場合は、ストレートに気持ちを聞いてみたのが、うまくいったようでした。

Step 3 プロブレムの解決
素直に気持ちを聞いてみる——大切なのは服薬ケアの基本姿勢

　ご本人にお話を聞いてみると、なんと**副作用が怖くて勝手に1日おきにしていた**ということでした。リバーロキサバンも同じように1日おきで飲んでいたようです。**3年も処方量の半分の薬しか飲んでいないことがわかったため、正確な服用状況を医師に伝え、今後どうするか医師の判断が必要と考え、**すぐに問い合わせをしました。

　この時薬剤師は、最初は素朴に「お薬を飲むのが嫌なのかな？」と思ったので、「お薬を飲むことは、お嫌ですか？」と聞いてみました。そしてさらに「今、どんなお気持ちですか？」と聞いてみたところ、実は1日おきで飲んでいたという事実を開示してくださいました。

　聞き方としてはもう少しソフトな聞き方もありますが、今回はあえてストレー

トに聞いてみたのが結果的にはよかったみたいですね。このとき一番大切なのは、聞き方そのものではなくて、どれだけ患者さんに心を寄せているのか、その**服薬ケアの基本姿勢**ですから、まっすぐ患者さんに向き合って、素直に気持ちを聞いてみてください。

▶服薬ケアの基本姿勢
▶服薬ケアの基本姿勢は「付録 用語解説●患者応対技術―(3)基本姿勢」p.107参照

Step 4 薬歴の記載
疑義照会の理由がアセスメントになるときはPが「疑義照会」となる

疑義照会した方がよいと考えた理由がアセスメントになる場合、Pが「疑義照会」となります。そして医師からの返事がO2、それに対してさらに指導した内容はP2、その指導に対する患者さんの反応はS2として記載しましょう。

なお、アセスメントが異なる場合は、違うプロブレムとなりますので、A2というのはありません。その場合は、別のSOAPを立てましょう。

〈今日の薬歴〉

#　実は3年ほど薬は1日おきに飲んでいたということを医師に伝え、判断を仰ぎたい。（ハイリスク薬：アテノロールへの指導）

S：実は3年くらい前、ちょっとめまいとか吐き気、だるさ、疲れやすいことがあって、ネットで調べたらこの薬に副作用と書いてあったので、怖くなって1日おきに飲んでいた。

O：ここ2年の来局間隔は処方30日分で6週間から8週間。副作用の話は医師に話していない。この15年間、動悸などは起きていない。

A：正確な服用状況を医師に伝え、判断を仰ぎたい。少なくとも抗凝固薬はきちんと飲んだ方がよいのではないだろうか。

P：疑義照会。

O2：アテノロール錠50mgを25mgに変更。「量を減らしたから、これからは必ず毎日薬は飲むように言って」とのこと。

P2：これまで1日おきに飲んでいたなら、心臓の薬は半分に減らすから、必ず両方を毎日飲んでくださいということです。それから勝手に自分で判断しないで、必ず先生にお話しくださいとのことです。

S2：実は血栓が詰まったらどうしようと、それだけが気がかりだったんだ。これからはちゃんと飲むよ。ありがとう。

Pnext：要フォローアップ。きちんと飲めたか確認してください。

●ハイリスク薬：アテノロール
　・上記参照

●ハイリスク薬：リバーロキサバン
　・アテノロールと同様、こちらも1日おきに飲んでいた。
　・出血傾向など特にないことを確認。
　・血栓が起きないための薬です。毎日必ず飲んでください。

11 来局のたびにステロイドの質問をする大野さん。プロブレムは？

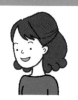

　ネフローゼ症候群で通院中の大野佑里さん（33）は、来局のたびにとにかくステロイドについていろいろと質問してきます。今までも同じような質問が何度もあり、その都度説明しているのですが、今日もまた質問がありました。

〈今日の処方〉
プレドニゾロン錠5 mg　　　　　　　1回4錠（1日4錠）
ランソプラゾール口腔内崩壊錠15 mg　1回1錠（1日1錠）
アムロジピン口腔内崩壊錠5 mg　　　 1回1錠（1日1錠）
　1日1回　朝食後　14日分

> ステロイドの量って、どうやって決めるんですか？

> 尿タンパクの検査値や、年齢や体重などから計算して決める方法があるんですよ。

> 減らし方も決まりがあるんですか？

> 少しずつ順番に減らしていきます。急にやめると体がびっくりして逆に具合が悪くなってしまうので、絶対に自己判断でやめないでくださいね。

> ああ……そうですか。わかりました。（がっかりした表情）

　なんだか大野さんの表情が優れないようですね。薬剤師は、大野さんの質問から起こりうる可能性を予測し、自己中断しないよう指導をしていますので、一見よい指導のように見えるのですが、実はこれは患者さんが満足していない典型的なパターンです。なぜでしょうか？

> ▶ どのようなプロブレムが考えられますか？

....
....

▶ プロブレムの見つけ方と解決方法・薬歴

Step 1 気付きポイントを探す〜気付きリスト〜
プロブレムの候補を抽出しよう

それではまず「気付きポイント」をリストアップしてみましょう。

気付きリスト

・なぜ毎回ステロイドについて質問するのだろう。
・実は具合が悪いのだろうか？
・薬が足りていないのだろうか？
・検査値はどうなのだろう。
・それとも副作用が気になるのだろうか？
・自分で勝手に調整してちゃんと飲んでいないなんてことはないだろうか？

やはり一番気になるのは、毎回ステロイドについて質問してくることのようですね。なぜなのでしょうか？

Step 2 プロブレムのヒントを探す〜感情への着目〜
質問という形式を借りて気持ちを訴えてくることがある

実は患者さんが何かを熱心に質問してくる場合、その**答えを知りたい場合**と、**質問という形を取りながら何かを訴えたい場合**があります。これも感情への着目ですね。つまり、質問されたからとはいえ、ただ答えればよいわけではないということなのです。これはぜひ覚えておいてください。

当然薬剤師からのお答えは、患者さんがそのどちらであるかによって変わってきます。服薬ケアでは前者の対応を「**服薬コンサルテーション**[*]」、後者の対応を「**服薬カウンセリング**[*]」と呼んで明確に区別しています。

「服薬コンサルテーション」の場合は、相手は答えを知りたくて質問しているので、わかりやすくお答えすることが相手の満足につながります。

ところが「服薬カウンセリング」では、相手は何か訴えたいことがある、あるいは伝えたい不安や不満などの感情があるときに、質問という形式を借りて「私はあなたに訴えたいことがあります」ということを伝えてきているのです。つまり**表面上の「質問」ではなく、その背後にある「訴え」を聞き出さなければ患者さんの満足は得られない**のです。どちらかといえば、こちらの方が難しいといえるでしょう。その場合、「**なぜそれを聞きたいと思われたのですか？**」と聞いてみてください。この質問の背後に、本当に訴えたい気持ちが隠れていますので、このようにこちらから聞き返すと、きっとせきを切ったようにお話しくださるはずです。

▶服薬コンサルテーション
▶服薬カウンセリング

プロブレムの解決

「1年後の結婚式までにきれいな顔になりたい」という願いが「かなわなかったらどうしよう」という「不安」がプロブレム

　大野さんのがっかりした様子に気がついた薬剤師は、なぜステロイドについていつも質問するのか聞いてみました。すると、実は大野さん、1年後に結婚式を予定しているということを話してくださいました。結婚式ではウエディングドレスをきれいに着たいのに、今はステロイドの副作用であるニキビやムーンフェイスで、女性としてとても悲しい状態だったのです。「こんな顔で人前に出たくない、そんな姿で記念写真に残るのも悲しい」と強く思っており、**「早くステロイドをやめたい」、「結婚式までに副作用が治らなかったらどうしよう」と、不安な気持ちでいっぱい**だったのだそうです。これが真のプロブレムですね。

〔ここがプロブレム！〕

　その話を聞いた薬剤師は、大野さんは経過もよく順調に減量してきていましたし、このままいけば半年程度でステロイドは最小維持量まで減量、又はうまくいけばなしになると予想できたので、それを丁寧にお伝えしました。すると大野さんはパッと輝いたすてきな笑顔になり、本当にスッキリした表情で帰っていきました。どうやらプロブレムは解決できたようです。

薬歴の記載

プロブレムの中心は「不安」

　患者さんの願いは「かなうだろう」という薬剤師としての判断がアセスメントになります。そう判断した根拠をOに書きましょう。

〈今日の薬歴〉

#　本人は結婚式までにステロイドの副作用が治まるか心配しているがこのままいけば間に合いそう。

S：1年後に結婚式があるのにこのままニキビや顔がむくんだ状態では嫌。それまでに治るかしら。

O：ステロイド内服は、40 mg（14日）→30 mg（14日）→20 mgと減量している。気になっている副作用はニキビ、ムーンフェイス。尿タンパク（−）、血清アルブミン4.1 g/dL。

A：この後28日ごとの減量になったとしても、このままいけば半年程度でステロイドは最小維持量もしくはなしになるだろう。1年後なら間に合うはず。

P：このまま順調にいけば半年ほどで最小量になるか、あるいは飲まなくてよくなると思います。結婚式が1年後であれば、大丈夫だと思いますので、安心してください。今は、結婚式に間に合うように、しっかり治療していきましょう。

One more comment

「不安」は「期待どおりにいかないのではないか」と思うときの感情

　私たち薬剤師が最も多く触れる患者さんの感情は「不安」です。不安とは、「期待どおりにいかないのではないか」と思うときにもつ感情です。ここでいう「期待」は、大野さんの場合「ステロイドの副作用であるニキビやムーンフェイスのないきれいな顔で結婚式を迎えたい」という期待ですね。これがかなわないのではないかと不安を感じていたわけです。この場合は「期待どおりにいきますよ」ということをしっかりお伝えできれば、相手の不安は解消できます。

指導の幅が広がる

ステロイドの薬学的管理のポイント

ステロイドの注意事項	
服用・中止方法	・1日の服用タイミング 　→内因性ステロイド分泌リズム（起床前に最大・深夜に最低値）にあわせて、朝に多く服用する ・1日の服用回数 　→1日1回服用、隔日服用で副作用が少なくなる ・中止方法 　→急な中断は離脱症候群（発熱、頭痛、食欲不振、脱力感、筋肉痛、関節痛、ショック等）を起こすため、徐々に減らす
副作用と生活指導	・ムーンフェイス 　→ステロイドを中止したあとに改善する ・糖尿病、肥満 　→脳の勘違いによる空腹感であり、実際に必要なカロリーは少ないため、糖質などの摂取を控える ・易感染症 　→ステロイド長期又は大量服用中、服用中止後6ヶ月以内は、生ワクチンを接種しない 　→人込みを避ける、手洗い・うがいを推奨する 　→ステロイド服用中は発熱が抑制されるため、発熱した場合は放置せず、医師に連絡する ・大腿骨頭壊死 　→高用量ステロイド使用中は、股関節に負担がかかる動き（重いものを持つ、ジャンプする）をしない

12 新しい薬が効かない佐藤さん。 プロブレムは？

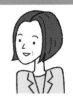

佐藤康子さん（49）は、通年性のアレルギーがあり、以前はエピナスチン錠20 mgを服用。前回からビラスチン錠20 mgに変更になりました。目のかゆみもあるときは、眼科から点眼薬（エピナスチン点眼液）も出してもらいます。他には整形外科でアルファカルシドール錠とバゼドキシフェン錠が処方されています。ラメルテオン錠は今日初めての処方です。受付時のメモに「『新しい薬は効かないわね。前の方がよかったわ』とおっしゃっていた」とありました。どういうことでしょう。

〈今日の処方〉
①ロスバスタチン錠2.5 mg　1回1錠（1日1錠）
　　1日1回　夕食後　28日分
②ビラスチン錠20 mg　　　1回1錠（1日1錠）
　ラメルテオン錠8 mg　　　1回1錠（1日1錠）
　　1日1回　寝る前　28日分

「新しいお薬が効かない」ということですが、それはビラスチンのことですか？

ええ、エピナスチンの方が効いていた気がする。

先生にはお話しになりましたか？

もちろん話したわよ。「前の薬に戻して」ってお願いしたんだけど、「もう少し飲んでみてください」って言われて、また同じ薬が出ちゃった。「おかしいな……」なんて言ってた。

そうですか。寝る前にお飲みなんですよね？

ええ。寝る前に飲んでますよ。夕食後の薬と一緒にね。

（会話は続く）

➤ どのようなプロブレムが考えられますか？

✈ プロブレムの見つけ方と解決方法・薬歴

Step 1 気付きポイントを探す〜気付きリスト〜

プロブレムの候補を抽出しよう

投薬前の気付きリストは次のとおりです。

> **気付きリスト**
>
> ・ビラスチンが効かないということだが、今日も処方されている。医師には言ったのだろうか？　言ったとしたら、医師は何と言っていたのか？
> ・ビラスチンは空腹時に服用しないと効果が半減するが、それは守られているだろうか？
> ・夕食から寝るまでどのくらい時間があいてるのだろう。
> ・ラメルテオンが初処方だが、眠れないのだろうか？

Step 2 プロブレムのヒントを探す〜感情への着目〜

前の薬の薬識に引っ張られてブロッキングを起こしていた

ビラスチンを夕食後の薬と一緒に飲んでいるということでしたので、生活サイクルを詳しく聞いてみることにしました。ご主人の帰宅が遅く、夕食はいつも21時か22時くらいになることが多いとか。「先に食べていい」と言われるのだが、子供もいないし一人で食べるのは味気ないので、ご主人の帰宅を待って一緒に食べることにしており、そのあと寝るまでにそんなに時間はあいていないので、夕食後の薬と一緒でよいだろうと夕食後に飲んでいるということでした。これが効かなかった原因でしょう。

実は「お腹がすいているときに飲まないと効き目が弱くなる」という説明はしてありましたし、本人も「そういえばそんな話を聞いた気がする」ということだったのですが、**以前飲んでいたエピナスチンは夕食後だったので、同じアレルギーの薬だから同じように飲めばよいと思い込んでいた**ようです。これは以前の薬の薬識に引っ張られてしまい、新しい薬も「同じように飲めばよい」と思い込んでいたため、説明は聞き流してしまっていたようです。 ▶ここがプロブレム！

このような現象は**ブロッキング***と言って、一定の思い込みがあると、耳では話を聞いているのに心でその内容をブロックしてしまっている（意味を理解していない）状態のことをいい、人間誰でも起こることなのです。お薬の飲み方について、もう一度しっかりとお話しする必要がありそうですね。 ▶ブロッキング

Step 3 プロブレムの解決

薬識の訂正は決して相手を責めないことが大事

「お腹がすいているときに飲んで」ということが伝わっていなかったことがわかりましたので、現在の薬識を訂正する必要があります。ただし相手の非を責め

PART **3** 症例で学ぶプロブレムの見つけ方

るような言い方をすると、相手の心の扉が閉じてしまって、何も受け入れてくれなくなります。「前回お話ししましたよね?」というようなことは一切言わずに、「違っているところがわかってよかった」というスタンスで、決して相手を責めないようにお話ししましょう。

さて、改めて食後に飲むと効果が薄れることをご説明し、今日からは新しく出たラメルテオンと一緒に、お布団に入る前に飲んでもらうよう約束しました。ときに食べてから30分くらいですぐ寝るような日もあるということなので、そのようなときはビラスチンだけ先に飲んでしまうことをお勧めしました。今度は「お腹のすいたときに飲むと効く」ということをご理解いただけたようです。

Step 4　薬歴の記載

プロブレムは「飲み方が間違っていた」ことそのものではなく、「以前の薬と同じように飲めばよい」という薬識の間違い

プロブレムの中心は「薬識の間違い」です。それをＡに明記しましょう。

〈今日の薬歴〉

　前薬(エピナスチン)の薬識に引っ張られてビラスチンを夕食後でよいと思っていた。

S：新しい薬は効かないわ。前の方がよかった。

O：前回からエピナスチン→ビラスチンに変更。医師に「前の薬がよかった」と言ったが「もう少し飲んでみて」とのことで、ビラスチン続行。よく聞くと前のエピナスチンは夕食後に一緒に飲んでいて、ビラスチンも同じように夕食後に飲んでいた。空腹時に飲む旨は説明したはずだがわかっていなかったようだ。

A：ビラスチンは食後服用で効果が半減するため、夕食後に飲んでいたことで効果が出なかったのだろう。夕食後に飲んでいたエピナスチンの薬識に引っ張られてしまっていたようだ。

P：このお薬はモノを食べた後に飲むと、効果が半減します。空腹時に飲んでいただくために先生からは食事の後ではなく「寝る前」との指示が出ています。今回新しく出たラメルテオンは寝る直前に飲んでいただきたいので、ビラスチンもそのとき一緒にお飲みになってください。もし、夕食が22時以降になり、寝るまでの時間が短くなりそうな日は、20時頃にビラスチンだけ飲むようにしてみてください。

S2：そうだったのね。お腹がすいているときがいいんだ。夕食自体が寝る前だったので、一緒に飲んでしまえばいいと思ってたわ。

Pnext：要フォローアップ。
きちんと飲めているか確認してください。

指導の幅が広がる

抗ヒスタミン薬の薬学的管理のポイント

抗ヒスタミン薬の特徴

・アレルギー性疾患に用いられる
・中枢移行性が高い薬剤では、眠気やインペアードパフォーマンス（集中力・判断力・作業効率の低下等）を引き起こすので、運転など危険な機械の操作は禁止・注意とされている
〈第一世代〉
・速効性が高いが、中枢移行性が高いため、眠気を生じやすい
・抗コリン作用があるため、前立腺肥大症や閉塞隅角緑内障に禁忌
〈第二世代（抗アレルギー性）〉
・副作用が少なく、中枢移行性も低い
・速効性は高くないため、継続して服用する必要がある
〈第二世代（非鎮静性）〉
・中枢移行性が低い薬剤では、電子添文に運転など危険な操作への注意に関する記載がない

▶眠気は個人差が大きいため、患者個々にあわせた指導が必要である。

分類	医薬品	用法（成人）	運転等(△:注意、×:禁止)
第一世代	ジフェンヒドラミン	1日2〜3回	×
	クロルフェニラミン	1日1〜4回	×
	プロメタジン	1日1〜3回	×
	シプロヘプタジン	1日1〜3回	×
	クレマスチン	1日2回、朝夕	×
第二世代（抗アレルギー性）	ケトチフェン	1日2回、朝食後・就寝前	×
	アゼラスチン	1日2回、朝食後・就寝前	×
	オキサトミド	1日2回、朝・就寝前	×
第二世代（非鎮静性）	メキタジン	1日2回	×
	エメダスチン	1日2回、朝食後・就寝前	×
	オロパタジン	1日2回、朝・就寝前	×
	ルパタジン	1日1回	×
	セチリジン	1日1回、就寝前	×
	レボセチリジン	1日1回、就寝前	×
	エピナスチン	1日1回	△
	エバスチン	1日1回	△
	ベポタスチン	1日2回	△
	フェキソフェナジン	1日2回	―
	ロラタジン	1日1回、食後	―
	デスロラタジン	1日1回	―
	ビラスチン	1日1回、空腹時　※食後では吸収↓	―

PART **3** 症例で学ぶプロブレムの見つけ方

抗ヒスタミン薬の薬学的管理のポイント

13 「ちゃんと飲んだ」と言う立野さん。プロブレムは？

立野ゆかりさん（30）は、細くてすらっとした長身のすてきな女性です。当薬局は初来局ですが、前回同じ薬を7日分処方され、今回が2回目だそうです。たまに動悸を感じ（出ない日もある）、前回（7日前）、自宅近くの病院を受診して（心電図検査をした）、薬が処方されていました。

〈今日の処方〉
ジソピラミドカプセル100 mg　1回1錠（1日3錠）
　1日3回　毎食後　14日分

このお薬は飲まなきゃダメよね？　治ればもう飲まなくてもいい？

どうしてそう思われるのですか？

口がとっても渇くの。あと胃も痛いわ。もらった紙には書いてあったけど。

そうですか。きちんと飲めましたか？

ええ。ちゃんと飲みましたよ。

「ちゃんと飲んだ」という返事でしたが、なぜ「このお薬は飲まなきゃダメよね？　治ればもう飲まなくてもいい？」とおっしゃるのでしょう。もう少し掘り下げてみる必要がありそうですね。

➤ どのようなプロブレムが考えられますか？

....
....
....

➤ プロブレムの見つけ方と解決方法・薬歴

Step 1 気付きポイントを探す〜気付きリスト〜
プロブレムの候補を抽出しよう

投薬前の気付きリストは次のようでした。

> ┌─ 気付きリスト ─┐
>
> ・1週間飲んでみて症状はどうなのだろうか？　治まったのだろうか？
> ・この薬は抗コリン作用があるが、口渇、尿閉などの副作用は出ていないか？

Step 2 プロブレムのヒントを探す〜感情への着目〜
副作用があるという事実そのものよりも、「それをどう感じているのか」に着目しよう

　詳しく話を聞くと、症状（動悸）は改善しましたが、口が渇き胃も痛みます。尿閉はあまり感じないそうです。副作用については聞いてはいたものの、**結構気になる**ということでした。最初は「ちゃんと飲みました」と答えていますが、よくよく話を聞いてみると、実は症状が治まってからは飲んだり飲まなかったりだったそうです。副作用のことや、飲んだり飲まなかったりだったことは、医師へは言っていないそうです。

　感情に着目することで、実は指示どおりに飲めていないということを聞き出すことに成功しました。最初の「ちゃんと飲みましたよ」という言葉をうのみにせず、掘り下げてみたことがよかったと思います。

　そのヒントは「このお薬飲まなきゃダメよね？」という質問にありました。これは**服薬カウンセリング***の場面ですね。質問の形式をとっていますが、答えを聞きたいわけではありません。何か訴えたいことがあるケースです。そしてこの質問をきっかけにさらに掘り下げてみることにより、「実は飲んでいない」ことの「開示」に至りました。それではプロブレムの中心は何でしょうか？

▶服薬カウンセリング

Step 3 プロブレムの解決
プロブレムの中心は「実はちゃんと飲んでいない」ことそのものではない

　気になる症状（動悸）は、お薬を飲み始めてすぐに治まったそうです。しかし、その後は**副作用が気になるようになり、あまり薬をきちんと飲んでいなかった**ようなのです。副作用のことは知ってはいたので、それほど驚いたり、怖くなったりはしませんでしたが、今まで経験のないような、不快な口の渇き方で、とっても嫌な気分だったとか。でも、動悸はすぐに治まったので、お薬の効き目は感じているし、また動悸がするのは嫌なので、「飲まなきゃまずいよね？」と気にはなっていたそうです。

PART **3** 症例で学ぶプロブレムの見つけ方

不整脈の薬は心筋が収縮する刺激のタイミングをずらすことで効果を発揮しますが、逆にタイミングがずれたことで、今までとは違う不整脈が出てしまうことがあります。したがって、**飲んでどんな様子なのかをしっかりと医師に伝え、薬が合っているかどうかを判断してもらう必要があります。**自分の気になった症状が治まったからといって、それで治ったと考えてしまってはいけないということですね。

ここがプロブレム！☞

そのあたりをしっかりお話ししたら、「わかったわ。ちゃんと飲んでその様子を詳しく先生にお伝えします」と納得してくださいました。副作用に関しては口をゆすいだり、飴をなめたりすることで、少しでも不快感を軽減する工夫をしてみるようにお伝えしました。

Step 4 薬歴の記載
薬歴にはアセスメントの元になった情報のみを書く

薬歴に書くのは最後の結論のみです。「最初はちゃんと飲んだと言っていた」ことなど、開示に至るまでの経緯は、そのやりとりがアセスメントの元になっている場合を除き、書く必要はありません。

〈今日の薬歴〉

\#　しっかり飲んで様子を医師に伝えてほしい。（ハイリスク薬：ジソピラミドへの指導）

S：動悸は感じなくなりました。口が渇き胃が痛みます。結構気になるので、症状が治まってからは飲んだり飲まなかったりしていました。

O：副作用の件と、そのため飲んだり飲まなかったりだったことは医師に話していない。尿閉は感じない。徐脈・頻脈等はない。

A：幸い効果は出ているようだが、しっかりと飲んでほしい。しっかりと飲んだ上で、薬を飲んでどんな状態なのかをきちんと医師に伝えることが重要だ。

P：症状が改善しているので、お薬は合っているのだと思います。指示どおりにきちんと飲んでください。口の渇きは、頻繁に水を口に含みうがいをしたり、飴をなめたりすることで少し楽になると思います。副作用も含めてどんな様子なのか先生に全てお話しになってください。先生はそれでお薬があなたに合っているかどうかを判断します。心臓はとても大切ですので、自己判断はとても危険です。我慢できるような些細なことであっても、先生にきちんとお話ししてください。

S2：わかりました。ちゃんと飲んできちんと先生に話します。

Pnext：要フォローアップ。きちんと飲んでいるかどうか、その後副作用はどうか、うまく対処できているかどうか、確認してください。

指導の幅が広がる

抗不整脈薬の薬学的管理のポイント

治療薬の注意事項		
代表薬 （HR：ハイリスク薬）	主な確認すべき 副作用等	服薬指導の一例
共通	中止時の心機能の変化	医師の指示なしに、自分の判断で飲むのをやめないでください。
	不整脈	胸が苦しい、動悸がする、脈が遅くなるなどの場合は、医師に相談してください。
	めまい、ふらつき	・車の運転など危険を伴う操作は行わないでください（メキシレチン） ・車の運転など危険を伴う操作に注意してください（アミオダロン以外）
〈I群（Na⁺チャネル遮断薬）〉		
・Ia群 HR ジソピラミド　等	口渇、排尿障害 低血糖	・喉が渇く、尿が出にくいなどの場合は、医師や薬剤師に相談してください。 ・低血糖症状（冷や汗、空腹感、脱力感等）が出た場合は、すぐにブドウ糖10gや砂糖20gなどを飲んでください。
・Ib群 HR メキシレチン塩酸塩等	吐き気、腹痛	服用は食後すぐに、多めの水（コップ1杯くらい）で飲むようにしてください。
・Ic群 HR ピルシカイニド塩酸塩水和物　等	口渇、吐き気など消化器症状	医師や薬剤師に相談してください。
〈II群（β受容体遮断薬）〉 HR ビソプロロール等	手術予定	手術を行う予定がある場合は、医師や薬剤師に相談してください。
〈III群（K⁺チャネル遮断薬）〉 HR アミオダロン塩酸塩　等	間質性肺炎	息切れ、息苦しい、空咳が出るなどの場合は、医師や薬剤師に相談してください。
〈IV群（Ca²⁺チャネル遮断薬〉 HR ベプリジル塩酸塩水和物　等	間質性肺炎	息切れ、息苦しい、空咳が出るなどの場合は、医師や薬剤師に相談してください。

14 ちょっと気の短い山本さん。
プロブレムは？

　山本幸之助さん（78）は、今はもう引退していますが、以前は大工の棟梁をやっていたそうで、今でも大変お元気なおじいちゃんです。ただ、ちょっと気が短くて頑固なところがあり、機嫌のよいときはいいのですが、機嫌が悪くなると誰も止められなくなるので、服薬指導にも注意が必要です。
　メトホルミン錠は10年ほど前から、アムロジピン口腔内崩壊錠は5年ほど前から飲んでいます。今日はそこにランソプラゾール口腔内崩壊錠が加わっています。
　まず、非常にまじめで勉強熱心な新人薬剤師が気付きリストを作成して、指導薬剤師同伴のもと、応対することにしました。

〈今日の処方〉
①メトホルミン錠250 mg　　　　　　1回1錠（1日3錠）
　　1日3回　毎食後　28日分
②アムロジピン口腔内崩壊錠5 mg　　1回1錠（1日1錠）
　　1日1回　朝食後　28日分
③ランソプラゾール口腔内崩壊錠30 mg　1回1錠（1日1錠）
　　1日1回　寝る前　14日分

〈新人薬剤師の気付きリスト〉
・メトホルミンは高齢者には注意が必要だが、腎機能・肝機能は大丈夫だろうか？
・Ca拮抗薬は逆流性食道炎の発症に関与しているという文献があったはず。ランソプラゾールの処方はアムロジピンによる逆流性食道炎の可能性はないか？
・電子添文及びインタビューフォームによると、アムロジピンとランソプラゾールは代謝酵素がともにCYP3A4であり、併用は大丈夫なのだろうか？

今日は新しいお薬が追加になっていますね。

そうなんだよ。先月くらいから何だかげっぷが出たり、胃がムカムカする感じがしてね。先生に話したら、「次回、胃カメラやりましょう」って言われちゃってさ。あと、「お薬出しときますから」だって。これ胃の薬でしょ？薬で治るなら、胃カメラなんてやる必要あるのかね。

（自信満々に）はい。このお薬は、プロトンポンプを阻害するお薬で、その結果、水素イオンの分泌が減少し……。

はぁ？　胃の薬じゃないの？　俺は胃の薬が欲しいんだよ。

（自分がしゃべっている途中に遮られたので、不愉快な顔をしながら）いえ、胃の薬です。ですから胃の細胞のプロトンポンプを阻害するお薬で、……。

あぁ？　わかった、わかった。プトロンだかプロロンだか知らねぇが、そんなややこしい薬ならいらねぇよ。とにかくお会計してくれ。

えっ……。

　おやおや。新人薬剤師さん、患者さんのことには何も目が行かず、山本さんを怒らせてしまったようですね。そこでベテランの指導薬剤師が丁寧にお詫びをして担当を交代しました。

> ✎ どのようなプロブレムが考えられますか？

_____

✎ プロブレムの見つけ方と解決方法・薬歴

Step 1 気付きポイントを探す〜気付きリスト〜
プロブレムの候補を抽出しよう

ベテラン薬剤師の気付きリストはどうでしょうか？

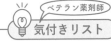

気付きリスト

・「げっぷが出たり胃がムカムカする」ということだが、それは食後なのか、いつもなのか？
・もし食後だとして、食べる量が多過ぎるということはないのだろうか？（たしか現役のころは大食漢だったと言っていたような……）
・他にだるいとか疲れやすいとか体重が減ってきたとか、体調の変化はないだろうか？
・当面の症状を和らげる薬と、原因を探るための胃カメラは意味が違うのだが、そのあたりに誤解があるようなので、きちんとご理解いただかないと服薬行動にも影響があるかもしれない。
・そもそも「胃カメラなんてやる必要あるのかね」という時にいつもと違うおびえるような目つきをしていたが、もしかすると胃カメラに対する不安があるのではないのか？

83

さすがベテラン薬剤師さん。着眼点がまるで違います。非言語もよく観察しています。

Step 2　プロブレムのヒントを探す〜感情への着目〜
「胃カメラが怖い」という感情を丁寧に聞き出す

　まず「胃カメラと言われてどう思いましたか？」と聞いてみると、やはり胃カメラを入れることを怖がっているようでした。「怖い」という感情をすぐに認めたくないのか、のらりくらりと「気持ち」から逃げるため、**外堀を埋める***などの技法を駆使しながら丁寧に話を聞いていくと、最後には**「鼻か口からカメラ入れるってんだよ。そんな恐ろしいことできるかよ！」**と**「怖い」**という気持ちをお話しくださいました。

▶外堀を埋める

ここがプロブレム！

　その「恐怖心」が何から来るのかさらに話を聞いていくと、「カメラ」と言われて大きなものを想像していたため「そんなもの入るわけないだろう」と怖くなってしまったとか。実際は直径5mmくらいの管を入れるだけだとお話ししたら、「え？　それだけ？」と、そんなに怖がらなくてもよいことをご理解くださいました。先生は最初「鼻から」と言ったらご本人が嫌がったので「口からでも入れられますよ」ということだったようです。

Step 3　プロブレムの解決
「胃カメラ」という言葉から「大きなものを鼻に突っ込まれる」との誤解による恐怖心がプロブレム

　胃カメラは検査の場合は鼻からが多いこと、鼻からの場合は話もできるしそんなに苦しくはないこと、などをお話ししました。そしてしっかり検査してきちんと治療した方がよいことをじっくりお話しした結果「そうだな。ちゃんと診てもらった方がいいよな」と納得してくださいました。

　また胃薬についても、今のムカムカなどを楽にしてくれるお薬であることをお話ししたら、こちらは「楽になるなら飲みたい」ということでした。最終的に薬識は問題なく形成されたようです。

Step 4　薬歴の記載
アセスメントもしくはその根拠を示す患者さんの言葉を選んでSに書く

　Sは患者さんの言葉なら何でもいいわけではありません。プロブレムの存在を端的に示す言葉を選びましょう。

〈今日の薬歴〉

\# 胃カメラへの恐怖心から検査を嫌がっているが、きちんと診てもらった方がよい。

S：「胃カメラ、やらなきゃダメなの？ 薬では治らないの？」
「カメラなんて本当に鼻や口から入るのかね」

O：胃カメラと言われてびっくりしてしまった様子。「大きなものを突っ込まれる」という誤解による恐怖心から嫌がっている。

A：胃カメラへの恐怖心から検査を嫌がっているが、胃や食道の状態をきちんと診てもらった方がよいことを理解してもらおう。

P：お薬は佐藤さんの胃のムカムカなどを楽にしてくれるお薬です。そのムカムカは胃酸が出過ぎて起こっているので、それを止めるお薬なんです。お薬を飲めばきっと楽になりますよ。胃カメラは直径5 mmくらいの細い管を鼻から入れます。お薬も使いますので、苦しかったり痛かったりすることはほとんどありません。それよりきちんと胃や食道の状態を見て正しく診断していただいた方が、絶対にいいと思いますよ。

S2：そんなに小さいの？ そうだな。ちゃんと診てもらった方がいいよな。

Pnext：要フォローアップ。検査の結果と検査はどうだったか（つらくはなかったかなど）をうかがってください。

●ハイリスク薬：メトホルミン

・お酒は10年前にきっぱりとやめたそうです。
・過度の飲酒で副作用が出やすくなります。お酒をやめたのなら安心です。

One more comment

"今"のプロブレムを拾い上げよう

新人薬剤師さんは、これからたくさん経験を積んで、ベテラン薬剤師さんのようなすばらしい薬剤師になってほしいですね。「専門用語を避ける」ことは皆さん気をつけているとは思いますが、相手の理解度に合わせて、言葉遣いも説明そのものも、臨機応変に変えていけるようになりましょう。そして何より、患者さんの"今"のプロブレムを的確に拾い上げることが大切です。今回は誤解による恐怖心が元になっていました。基本は「感情への着目」です。非言語の訴えもよく観察し、患者さんの心の動きにしっかりと気づいていけるようになりましょう。

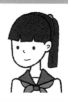

　季節は春先。花粉症がそろそろ始まる季節です。涌井ほのかさん（15）は、10か月ぶりの来局で、母親と一緒に来ました。処方箋を受付に出すときに母親から不安そうに話しかけられました。

〈今日の処方〉
①カルボシステイン錠250 mg　　1回1錠（1日3錠）
　トラネキサム酸錠250 mg　　　1回1錠（1日3錠）
　小青龍湯エキス顆粒3 g　　　　1回1包（1日3包）
　　1日3回　毎食後　5日分
②アセトアミノフェン錠200 mg　1回2錠
　　発熱・頭痛時　5回分

花粉症の薬が欲しかったのですが、先生からはかぜと言われたみたいなんですけど。本当にかぜなんでしょうか？

母親

 先生からはどんなことを聞かれましたか？

熱を測ったら36.9℃と微熱があり、「喉は痛くない？」と聞かれて「少し痛い」と答えました。先生は「喉が赤いね」と言ってました。鼻水が出るのと、少し頭がぼーっとして体がだるいと言ったら、「かぜだね」と言われました。

ほのかさん

毎年花粉症で、同じような症状なのですが……。

 （本人に向かって）ご自分としてはどう思われますか？

花粉症がそろそろ始まる頃なので、花粉症だと思っていたんですけど、確かに喉が少し痛いです。先生に「かぜだ」と言われて、「そうなのかな」と思いました。

目のかゆみはいかがですか？

かゆくないです。いつもは目のかゆみが一番ひどいので、花粉症ではないのかもしれませんね。夕べから鼻水がひどいです。

（お話は続く）

▶ どのようなプロブレムが考えられますか？

▶ プロブレムの見つけ方と解決方法・薬歴

Step 1 気付きポイントを探す〜気付きリスト〜
プロブレムの候補を抽出しよう

投薬前の薬剤師の気付きリストは次のとおりです。

 気付きリスト

- 先生に花粉症であることは伝えたのだろうか？
- 本人はかぜをひいたという自覚があるのだろうか？
- 毎年の花粉症では、目のかゆみはないのだろうか？　今は目のかゆみも出ているのか？
- 微熱があるようだが、寒気とかあれば、今晩熱が上がるかもしれない。

Step 2 プロブレムのヒントを探す〜感情への着目〜
プロブレムの解決には、本人と母親双方の納得が必要

　同行した母親は、花粉症のつもりで受診したのに、かぜ薬が出て不信感をもったようです。ご本人の気持ちが一番大切なので、薬剤師は「ご自分としてはどう思われますか？」と聞いてみました。するとご本人は「そうなのかな」ということで、どうやら「かぜかもしれない」と思い始めているようです。

　ここで**患者さん本人と同行した母親に認識のずれが生まれている**ようですね。プロブレムは「**花粉症のつもりで受診したのに、かぜと言われた**」という点で間違いないのですが、解決のためには本人と母親の双方に納得していただくことが必要です。

ここがプロブレム！

87

プロブレムの解決

今回は、先生の言うとおりかぜであるということを納得してもらえれば解決

　患者応対は本人と母親とを一緒に行うことで、同時に解決を目指します。まず、気付きポイントにあげていた「目のかゆみ」の有無が「かぜなのか花粉症なのか」を判断する大きなポイントであろうと考え、「目のかゆみはいかがですか？」と聞いてみました。すると「いつもは目のかゆみが一番ひどいので、花粉症ではないのかもしれませんね」と、本人は「花粉症ではないのかも」という気持ちになっているようでした。それを横で聞いていた母親も「あら、そうなの。かぜひいていたんだ」とどうやら納得いただけたようです。

Step 4 **薬歴の記載**

医師の言うとおり「かぜだろう」と判断したことをＡに、その根拠をＯに明記する

　母親と本人の微妙な認識の違いをＯに表現し、医師の言うとおり「かぜだろう」と判断したことをＡに、最終的には母親も納得した旨はS2に表現しました。もちろんＡの判断根拠はＯに明記します。

指導の幅が広がる

かぜの薬学的管理のポイント

かぜ（感冒）の症状
急性気道感染症で、鼻の症状（鼻汁・鼻閉）、喉の症状（咽頭痛）、下気道の症状（咳・痰）という3系統の症状が、「同時に・同程度に」発現する ※かぜの発熱は軽度（38℃以下）の場合が多い ※かぜの咽頭痛は、原則、嚥下時痛（物を食べたり、唾を飲み込んだりすると痛い）である。嚥下時痛でない場合は他の病気の可能性を考慮する

かぜ（感冒）と鑑別して受診勧奨したい症状（理由）	
発熱	・38℃以上の発熱と筋肉痛・関節痛（インフルエンザ流行期にインフルエンザの疑い）
鼻の症状	・鼻症状がメインで、中等症以上（急性副鼻腔炎の疑い。アモキシシリン投与が推奨）
喉の症状	・喉の症状がメイン（A群β溶血性連鎖球菌感染の疑い。アモキシシリン投与が推奨） ・人生最悪の痛み、唾も飲み込めない、開口障害、嗄声、呼吸困難（扁桃周囲膿瘍、急性喉頭蓋炎、咽後膿瘍等の疑い） ・突然発症、嘔吐、咽頭所見が乏しい（急性心筋梗塞、くも膜下出血、頸動脈・椎骨動脈解離等の疑い）
下気道の症状	・咳症状がメインで、バイタルサインが異常（38℃以上の発熱、脈拍100回/分以上、呼吸数24回/分以上のいずれか）（肺炎の疑い）

（厚生労働省：抗微生物薬適正使用の手引き 第二版，2019．を参考に作成）

〈今日の薬歴〉

#　今回は医師の言うとおりかぜをひいた様子。花粉症の症状が出ているかどうかは、かぜが治ってから診てもらう。

S：母親より「花粉症の薬が欲しかったのに。本当にかぜなの？」とお話あり。

O：本人も特にかぜをひいたという認識はなく花粉症だと思っていたが、喉の痛みが少しあり、医師より「喉が赤い」と言われ、さらにいつもは目がとてもかゆいのに今回はかゆくないことから、「かぜなのかな」と思ったようだ。母親は花粉症の薬が出なかったことに、多少不信感あり。

A：目のかゆみがないことと、喉が赤くなって痛みを感じることから、医師の言うとおり今回はかぜをひいたのではないだろうか。花粉症の症状が出始めているかどうかは、かぜが治ってから再度診てもらうしかないだろう。

P：目のかゆみがまだ出ていないことと、喉が赤くなって痛みがあることから、先生のおっしゃるとおり今回はかぜだと思われます。花粉症の症状が出始めているかどうかは、かぜが治ってからもう一度診てもらってください。喉の痛みが治まっても鼻水が止まらない、あるいは目がかゆくなってきたら、花粉症かもしれません。あと、もしかすると今晩熱が出るかもしれませんので、熱が出たらアセトアミノフェン錠を1回に2錠お飲みください。熱が下がらず1日に2回以上飲むときは、4〜6時間間隔をあけてください。

S2：（母親）「そうなのね。かぜひいてたんだ」

Pnext：フォローアップ不要。花粉症で再来局した場合は、かぜが治ったかどうか聞いてください。

前田ゆきのさん（77）は、いつも明るい元気なおばあちゃんです。65歳の時に脳梗塞で倒れましたが、その後、後遺症もなく元気に暮らしています。お薬は今はクロピドグレル錠だけを飲んでいます。身長は150 cm、体重77 kgでBMIは34.2あり、医師からも痩せるようにいつも言われているそうです。先月は「ジョギングを始めた」とうれしそうに報告してくださったので、その後続いているかどうか、体重が少しは落ちたかどうか、お話をうかがうのが楽しみです。

ところが……、いつもと違い、何だか暗い感じがします。何かあったのでしょうか？

〈今日の処方〉
クロピドグレル錠75 mg　1回1錠（1日1錠）
　1日1回　朝食後　28日分

 前田さん、どうかされましたか？

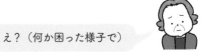 え？（何か困った様子で）

 ジョギングは続いていますか？

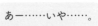 あー……いや……。

 前回は、とてもうれしそうにお話しくださったのに、何か具合が悪くなったりしてしまいましたか？

え？　そういうわけでは……（何か困った様子で）

おやおや。何だか様子が変ですね。実はなかなかお話ししてくれなかったのですが、何となく「これはきちんと聞き出してフォローしなくてはいけない」と感じました。

> ➤ **どのようなプロブレムが考えられますか？**

....

....

➤ プロブレムの見つけ方と解決方法・薬歴

Step 1 気付きポイントを探す〜気付きリスト〜
プロブレムの候補を抽出しよう

投薬前の気付きリストは次のようでした。

気付きリスト

・今日はいつもと違って暗い感じだが、何かあったのだろうか？

・副作用などが出ているのか？　どこか具合が悪いのか？

・先月始めたジョギングは続いているだろうか？

・体重は少しは減ったのだろうか？

Step 2 プロブレムのヒントを探す〜感情への着目〜
せっかく始めたジョギングをお友達から「もってのほか」と言われてショックを受ける

　困った顔をするばかりで、なかなかお話ししてくれなかったのですが、少し粘ってお話を聞いてみたところ、やっと話を聞かせてくれました。実は同じ薬を飲んでいるもう少し年配のおばあちゃんが、散歩の習慣があったのが医師から止められたというのです。そしてそのおばあちゃんに「ジョギングなんてもってのほかだよ。転んでけがでもしたら、血が止まらなくなるよ」と言われてしまって、とてもショックだったとか。一念発起してジョギングを始めてみたら、少しずつ痩せてきたし、何だか楽しくなって得意げにお友達にお話ししていたら、「もってのほか」と言われてしまって、「自分は何を得意になっていたのだろう」と、ものすごく落ち込んでしまったのだそうです。その話を聞いたのは診察前だったので、先生にも聞いてみたら「確かに転んだりすると危ないですね」と言われてしまったとか。

　この年になって始めたジョギングが、案外楽しくて痩せてもきたことが、「こんな私でもまだまだ行ける！」ととても誇らしい気持ちになっていたようでした。これはこの前向きな気持ちを後押しすることが今日のなすべきことだなと強く感じました。

Step 3 プロブレムの解決
前向きな自分を否定されて落ち込んでしまったことがプロブレム

　さて、よく聴いてみると、そのもう少し年配のおばあちゃんは足元もおぼつかない感じで、杖がないと歩けないとか。医師から見て、お散歩するプラス面と転んで骨折でもしてしまう危険性のマイナス面を比較して、そのおばあちゃんの場合は、マイナス面の方が大きいと判断されたのではないでしょうか。そして医師も、前田さんに対しては「確かに転んだりすると危ないですね」とは言ったものの「危

ないからジョギングはやめなさい」と言ったわけではないとのことでした。

ここがプロブレム！ 　前田さんはせっかく気持ちが前向きになって、ジョギングも始めた自分を**否定されたような気持ちになって、精神的に落ち込んでしまった**ようです。そのおばあちゃんと前田さんとは状況が違いますので、転ばないように細心の注意は払いつつ、ぜひジョギングは無理せず続けてもらうことがよいのではとアセスメントしました。

Step 4 　薬歴の記載

SOAP のバランスによっては、Aに根拠と判断を合わせて記載することもある

〈今日の薬歴〉

＃　転ぶと危ないからジョギングはダメと言われて落ち込んでしまったが、前田さんにはぜひ続けてもらいたい。

S：ジョギングなんてもってのほかと言われちゃって。せっかく3kg痩せて喜んでいたのに、やめなきゃダメ？

O：いつも会うお友達のおばあちゃんが、医師より「危ないから」と散歩を止められ、そのおばあちゃんに「ジョギングなんてもってのほか。やめた方がいい」と言われてしまったらしい。医師にも話してみたが「確かに転んだりすると危ないですね」と言われてしまって、せっかく痩せたことを報告しようと思っていたのにガッカリして言えなかったそうだ。

A：そのおばあちゃんは杖を突かないと歩けない状況で、出血もそうだが骨折を心配して医師は「やめた方がいい」と言ったのではないか。前田さんはせっかくジョギングにやる気になって、痩せてきたということだし、細心の注意を払いつつ運動は続けてもらった方がよいと思う。

P：その方と前田さんは状況が違います。杖を突かないと歩けないおばあちゃんと同じようにする必要はありません。先生はきっと「転んだら危ないから気をつけてね」とおっしゃりたかったのではありませんか？今の前田さんには、運動して痩せることがとても大事です。3kgも痩せたなんてすごいじゃないですか！　転ばないように気をつけつつ、運動はぜひ継続してください。

S2：そお？　ジョギングは続けてもいいの？　それならもう少し頑張ってみようかしら。

O2：やっと笑顔が戻って元気になってくださいました。

Pnext：要フォローアップ。ジョギングは続けているか確認して、励ましてください。

●ハイリスク薬：クロピドグレル

・発熱、咽頭痛、倦怠感などは感じていない。

・無顆粒球症という副作用が起こることがあります。かぜをひいたような発熱や咽頭痛、倦怠感などを感じます。「かぜだ」と自己判断せず、必ず医師の診察を受けてください。

このケースの場合、「ジョギングなんてもってのほか」と言われて落ち込んでしまった経緯が、プロブレムを明確にするために重要な要素となります。それをOに書いたため、Aには「そのおばあちゃんと前田さんは違う」という判断とその根拠を合わせて記載しました。SOAPのバランスによっては、このように書いた方がよいこともあります。

今回、前田さんはなかなか話してくださらなかったのですが、「これはちゃんと聞かないといけない」と思い、粘って聞き出したことが、功を奏しました。もしこのプロブレムを導きだせなかったら、せっかく始めた運動ができなくなってしまったと思うと、本当に聞きだしてよかったと思います。

指導の幅が広がる

運動指導のポイント

対象	身体活動（＝生活活動＋運動）・運動の目安
65歳以上 （検診結果基準値内）	身体活動：強度を問わず、毎日40分
18〜64歳 （検診結果基準値内）	身体活動：3メッツ以上の強度で、毎日60分 運動：3メッツ以上の強度で、毎週60分
高血圧 （II度高血圧以下で脳心血管病なし） ※II度高血圧以下：家庭血圧がSBP 159以下かつ/又はDBP 99以下	運動：軽強度の有酸素運動（動的及び静的筋肉負荷運動）を毎日30分、又は週180分以上
脂質異常症	運動：中強度以上（3〜5.9メッツ）の有酸素運動を1日30分週3回以上（できれば毎日）、又は週150分以上
糖尿病	運動：中強度（3メッツ）の有酸素運動を週150分以上（週3回以上。運動しない日は2日続かない）、レジスタンス運動は週2〜3回（連続しない日程） ※レジスタンス運動（無酸素運動）により、AMP活性化プロテインキナーゼ（AMPK）が活性化され血糖が低下する。

※メッツ：安静時の身体活動＝1メッツとし、その何倍に相当するかを表す単位。3メッツ：歩行、4メッツ：早歩き、5メッツ：かなり早歩き、6メッツ：ジョギングと歩行の組合せ（ジョギングは10分以下）、7メッツ：ジョギング。
（健康づくりのための身体活動基準2013、高血圧治療ガイドライン2019、動脈硬化性疾患予防ガイドライン2022年版、糖尿病治療ガイド2022-2023を参考に作成）

17 いつもと雰囲気の違う橘さん。プロブレムは？

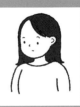

　橘文子さん（31）は、明るくてよく笑うとてもかわいらしい女性です。身長は157 cm、体重88 kgでちょっと太めです。本人も太っていることは気にしていて、口癖のように「痩せたい」と言っていますが、話を聞くとお酒も食事も全く気を使っている様子はありません。処方はいつもと同じ。前回は糖尿病の薬とコレステロールの薬が出るかもと言っていましたが、今日は出ていないみたいです。血圧を聞いてもあまり興味がないようで、きちんと数値を教えてもらえたことはありません。家では測っていないそうです。

　さて橘さん、今日はいつもと様子が違います。いつも彼女が薬局に入ってくると、薬局全体がパッと明るくなるような雰囲気なのに、今日は笑顔もなく、元気もない様子。どうしたのでしょう。

〈今日の処方〉
アジルサルタン錠40 mg　1回1錠（1日1錠）
アムロジピン錠10 mg　　1回1錠（1日1錠）
　1日1回　朝食後　30日分

今日はどうかされましたか？　何だか元気がないようですが……。

（突然涙をこぼして）いつも病院で会うお友達（Iさん）が、今日はいないなと思ったら、先週突然亡くなったんですって。看護師さんに聞いたら教えてくれて。

ええっ！　どうされたんですか？

脳梗塞で突然……。救急車で運ばれたんだけど、倒れてから時間が経っていて、病院に着く頃にはもう亡くなっていたらしいの。

このように、涙ながらに話してくださいました。だから元気がなかったのですね。

➤ どのようなプロブレムが考えられますか？

✈ プロブレムの見つけ方と解決方法・薬歴

Step 1　気付きポイントを探す〜気付きリスト〜
プロブレムの候補を抽出しよう

💡 気付きリスト

・いつもとっても明るい人なのに、今日はどうしたんだろう。何かあったのだろうか。
・今日はちょうど4週間目なので、来局間隔は大丈夫。
・前回糖尿病の薬やコレステロールの薬が増えるかもと言っていたが、今回の処方にはない様子。医師からは、どんな話があったのだろう。

　お名前をお呼びする前にチェックしていた気付きリストは以上ですが、突然のお友達の訃報にまだショックから立ち直れない様子ですね。さあ、こんな時私たちはどうしたらよいでしょうか。

Step 2　プロブレムのヒントを探す〜感情への着目〜
お友達の訃報に我を忘れてしまった橘さん

　そのお友達は50代の女性で、同じ趣味の話題から仲よくなったそうで、いつも会えるのを楽しみにしていたのだとか。これまでいつも会っていたので、「今日は何でいないのかな？」と、何気なく看護師さんに「Ｉさんはもう帰られたのですか？」と聞いてみたら、亡くなったことを教えてくれたのだとか。あまりのことにショックで診察前の待合室で思いっきり泣いてしまったのだそうです。今となっては後の祭りではありますが、「周りの人に心配かけてしまった」とちょっと恥ずかしそうに話してくださいました。

　ただでさえショックを受けていたところ、待合室で大泣きしていた橘さんに気がついて事情を聞いていた医師から「あなたも血圧も血糖値もコレステロール値もＩさんより悪いんだから、しっかりしないとＩさんの歳まで生きられないわよ」、「あなただっていつそうなるかわからないんだからね」と言われてしまい、診察室でまたひと泣きしてしまったとか。あまりのショックで泣きはらした橘さんに、医師は「少し生活を見直して、Ｉさんの分まで元気に生きてちょうだい」と、今日は新しい薬は出さずに、次考えると言われたそうです。最後はわざわざ立ち上がって、背中に手を置いて「Ｉさんもあなたが元気に長生きしてくれれば、うれしいはずよ」と送り出してくれたのだとか。優しい先生ですね。

Step 3　プロブレムの解決
つらい状況の中ではあるが、ご自身の生命（いのち）に前向きに立ち向かっていただきたい

　「ね、私どうしたらいい？」今日の橘さんは真剣でした。そこでお悔やみの言

葉とともに、これを機に橘さんに生活を改めてもらいたいと、少し腰を据えてお話をさせていただくことにしました。

▶プロブレムは患者さんの人生の中にあり

プロブレムは処方箋の中だけを探しても見つかりません。「**プロブレムは患者さんの人生の中にあり***」この言葉をぜひ思い出してみてください。今日のプロブレムは、処方内容とは全く関係ありませんが、お友達の死を悲しむ気持ちでいっぱいになり、自分自身の治療がおろそかになってしまっては困ります。橘さんにとってもこれは大きなプロブレムです。

ここがプロブレム！☞

今回は**親しい人の不幸というつらい状況の中ではありますが、患者さんご自身に、自分の人生を真剣に考え、自分が今向き合っている治療の意味を問い直していただく絶好の機会でもあります。**親しい方を亡くされたつらい気持ちに寄り添いつつ、ご自身の生命（いのち）に、ぜひ前向きに立ち向かっていただきたいと思います。

指導の幅が広がる

メタボリックシンドロームの薬学的管理のポイント

内臓脂肪蓄積（腹囲）に加え、血中脂質、血圧、血糖の3つのうち、2つ以上の項目に該当する場合、メタボリックシンドロームと診断する。

診断基準	
内臓脂肪蓄積 （必須項目）	腹囲：男性85 cm以上、女性90 cm以上
上記に加え、以下の3つの項目のうち2項目以上該当する者をメタボリックシンドロームとしている	
高血糖	空腹時血糖：110 mg/dL以上
高血圧	収縮期血圧：130 mmHg以上かつ／又は拡張期血圧：85 mmHg以上
脂質代謝異常	血清TG：150 mg/dL以上かつ／又は血清HDLコレステロール：40 mg/dL未満
予防と改善	
食事	・栄養バランスのよい食事を心がけ、塩分のとりすぎに注意する ・よくかんで、ゆっくり食べて腹7～8分目で抑える ・間食や夜食を控え、食事は決まった時間にする ・グリセミックインデックス（GI）値の低い食品を食べる
運動	・習慣的にウォーキングやジョギングなどを取り入れることが理想だが、毎日の生活習慣の中で運動量を増やすことを意識してもらう
睡眠	・睡眠不足は食欲を刺激するホルモン（グレリン）の分泌を増加させる ・寝る前の糖分の過剰摂取はメラトニンの分泌を阻害するため、睡眠不足を引き起こす

▶低GI食品の例
・そば
・大豆製品
・乳製品
・きのこ類

▶運動習慣のない人に生活習慣の中で取り入れてもらいたい行動
・階段を使う
・座っている時間を減らす
・車移動をやめて自転車や徒歩にする

Step 4 薬歴の記載

少し長くなってもPは指導内容を具体的に書こう

　この薬歴ではPがとても重要です。きっと実際にもそれなりの時間をかけてお話ししたはずですが、薬歴も要点はもらさず、具体的に書きましょう。

〈今日の薬歴〉

\# 　親しい人のご不幸で大変なショックを受けているが、これを機に自分の治療に真剣に向き合ってほしい。

S：「このままだと私もIさんみたいになっちゃうの？　ねえ、私どうしたらいい？」

O：親しかったIさんが急に亡くなり、とてもショックを受けている。医師からは「あなたの値はIさんより悪いんだから、あなただっていつそうなるかわからないんだからね」と言われ、自分の今後の治療に対して真剣に考えるきっかけになっている様子。

A：これを機にしっかりと薬物治療と生活改善に向き合ってほしい。

P：おつらい気持ちお察しします。Iさんのためにも、先生のおっしゃるとおり、しっかりと治療に取り組んでください。まずはお薬をきちんと飲むこと。そして5 kg痩せることを目指しましょう。痩せれば血圧も血糖値もコレステロールも、全て改善すると思います。今度こそ食生活を頑張って変えてみましょう。そして無理しない程度で構いませんから運動を取り入れましょう。あなたが痩せて元気になれば、天国のIさんもきっと喜んでくれますよ！

食品交換表、摂取カロリーの目安、運動についてのパンフレットなど、説明しながら渡す。お酒や甘いものを全くやめるのではなく、時々楽しむのがコツ。ただしその分他の食べ物を我慢して、1週間単位でカロリーを一定にするように勧めてみる。また運動は毎日散歩することを勧める。どれも真剣に聞いてくれた。

S2：うん。やってみる。また相談していい？　Iさん、きっと見ていてくれるよね。

Pnext：要フォローアップ。簡単には立ち直れないかもしれないが、ご本人のモチベーションアップのためにも、励ましてあげてください。そしてどのくらい生活改善できたか聞いてみてください。

18 一包化の指示がなくなった 全盲の岸田さん。プロブレムは？

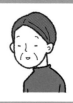

岸田元子さん（63）は、全盲の患者さんです。最初はご家族と一緒に来ていましたが、最近はお一人で電車とバスを乗り継いで、ほぼ月に1回通院されています。処方はここしばらく変わっていません。

実は先々月、目が見えないと不自由だろうと、薬局の方から提案して疑義照会の上、一包化することにしました。先月は処方箋に一包化の指示が書いてありましたが、今日の処方箋には書いてありません。医師が一包化指示を忘れたのかなと思い、受け付けた新人薬剤師が患者さんに尋ねました。

〈今日の処方〉

①ベザフィブラート徐放錠100 mg　　　1回1錠（1日2錠）
　アロプリノール錠50 mg　　　　　　　1回1錠（1日2錠）
　カルベジロール錠1.25 mg　　　　　　1回1錠（1日2錠）
　　1日2回　朝夕食後　30日分
②ニフェジピン徐放錠40 mg（24時間持続）1回1錠（1日1錠）
　　1日1回　朝食後　30日分

今日は一包化の指示がないのですが、一包化した方がいいですよね？

あ……。いや……。申し訳ないので……。

ああ、大丈夫ですよ。ちょっと待っていただければ作りますので。どうぞお待ちください。

あーそうですか……。

ベテラン薬剤師はその様子を調剤室から眺めて、「どうしたんだろう？」と思いました。いつもはもっとハキハキした方なのに、歯切れの悪い物の言い方がとても気になりました。医師に問い合わせた返事はいぶかしげな声で「本人がそれでいいなら一包化してください」とのことでした。

➤ どのようなプロブレムが考えられますか？

....

....

➤ プロブレムの見つけ方と解決方法・薬歴

Step 1 気付きポイントを探す〜気付きリスト〜

プロブレムの候補を抽出しよう

 気付きリスト

- いつもと様子が違うが、どこか具合が悪いのだろうか？
- 何だか申し訳なさそうな様子だったが、どうしたのだろう？
- 問合せをして一包化する旨を伝えるとがっかりした様子だったがどういうことだろう。
- たしか先月は医師ともお話しして一包化指示が処方箋にあったのに、医師は忘れたのだろうか？
- 医師からの返事で「本人がそれでいいなら」というのはどういう意味だろう？

やはり「いつもと違う様子」が気になりますね。

Step 2 プロブレムのヒントを探す〜感情への着目〜

非言語の訴えを見逃さないように注意しよう

　患者さんの様子がとても気になったので、待合室へ出向いて患者さんにお話をお聞きしてみました。すると申し訳なさそうな様子で、「一包化ではなくて前のように別々にもらえませんか？」ということでした。こちらとしては親切心で一包化を提案したのに、一包化でない方がよいとはどういうことなのか、詳しく話を聞いてみました。

　実はこれまで、**各錠剤の大きさ・肌ざわり・におい・ヒートの形などで判別し、自分で確認しながら飲んでいたので、本当はヒートのまま欲しかった**そうなのです。ところが先々月、「皆さんに親切に言っていただいて、申し訳なくて断れなかった」というのです。今日は勇気を出して先生に「お薬はそのままもらいたい」と言ってみたということでした。だから一包化指示がなかったのですね。 `ここがプロブレム！`

　人は言語2割、非言語8割で感情を表現するといいます。「申し訳なさそうな様子」や「がっかりした様子」を見逃してしまうと、真のプロブレムに気がつくことができなくなってしまいます。言語と非言語が食い違った場合は、非言語の方が本音に近いともいわれます。非言語の訴えを見逃すことなく、しっかりと受けとれるようになりましょう。

Step 3 プロブレムの解決

こちらは親切心のつもりでも、患者さんのためにならないこともある

　目が見えないから不便だろうと親切心で一包化を提案しましたが、それが必ず

しも患者さんのためにならないこともあるのだということがわかり、「かえって申し訳ないことをしてしまった」と大いに反省しました。この後、薬局長が医師にもお詫びに伺い、事の次第を詳しく報告したところ、「患者さんの意向をよく聞いてください」と注意を受けました。患者さんの意向で一包化指示を外したのに、また電話がかかってきたので、心配していたとのこと。

実は私自身も、ずっと以前一包化にしたことで薬識を全くなくしてしまった患者さんに出会ったことがあります。一包化にする前は、それぞれの薬袋から「これは何の薬」と確認しながら飲んでいたのが、薬局で勧められて一包化にしてから、どれがどの薬かわからなくなり、考えるのをやめてしまったそうです。一包化が必ず患者さんのためになるとは限らないのですね。

今回は小さな違和感に気がついた薬剤師のお手柄だと思います。**たとえ小さな違和感であったとしても、それをスルーしてしまうと、ご本人にとってつらい状況が長く続くことになってしまいます。**非言語表現に気を配り、何か気になることがあったら、必ず確認するようにしましょう。

Step 4 薬歴の記載
SOAPは時間軸を外して構成する。会話の流れに関係なく、端的に状況を示す言葉をSに記載しよう

〈今日の薬歴〉

#　ご本人は一包化を希望していない。

S：お薬は一包化ではなくて、以前のように別々にもらえませんか？
O：前々回、薬局の提案で一包化にしたが、本人は実は別々の方がよいとのこと。各錠剤の大きさ・肌ざわり・におい・ヒートの形などで確認しながら飲んでいた。また、一包化の袋を破るとき中の薬が飛び散ってしまって、自分では拾うことができずに、結局飲めなかったことが2回ほどあった。
A：サービスのつもりで提案したのだが、本人は実は一包化を望んでいなかったようだ。かえって余計な心労をかけてしまったようで、申し訳なかった。もっと患者さんの気持ちに寄り添っていきたい。
P：かえって申し訳ありませんでした。今回から、また以前のように別々にお渡しいたします。一つひとつ確認しながらお飲みください。私どもからも報告いたしますが、先生も心配しているといけないので、「お薬は元のとおり別々にもらえるようになりました」と先生におっしゃってくださいね。
S2：ありがとうございます！　そうします。
O2：とってもうれしそうな様子。
Pnext：要フォローアップ。再度お詫びを。念のためうまく飲めているか、次回確認してください。

指導の幅が広がる

目や耳が不自由な人への薬学的管理のポイント

視覚障がい者の応対法	
患者への配慮	・誘導するときなど、急に体に触れると不安に感じるため、まず、そばに行き前から声をかける ・急に話しかけられても誰かわからず困るため、「○○さん、私は薬剤師の○○です」など、自分の名前を名乗るようにする
服薬指導に関して	・視覚に由来する困り事を解決するため、聞き取りを行い、個々の障がいにあわせた工夫をする
聴覚障がい者の応対法	
患者への配慮	・薬局内の見やすい場所に、「耳マーク」や筆談できる旨を明示する ・販売している商品には、商品情報（効能等）をわかりやすく簡潔に表示する
服薬指導に関して	・手話通訳者がいても、患者本人に向いて、ゆっくりと口を大きめに開けて話す ・筆談をする場合は、短く簡潔な文章を読みやすく書く。専門用語は使用しない ・最後に患者が理解できているか確認する

▶視覚障がいの程度には全盲・光覚・弱視がある。

▶困り事の例
・落とした錠剤を見つけられない
・薬が判別しづらい
・キャップが戻しにくい

▶聴覚障がい者へのコミュニケーション方法
・手話
・指文字
・筆談
・空書き（指で空中に字を書く）
・アプリ（UDトーク）
・口話（相手の口の形で言葉を読みとる読話と発語）
・身振り

ハイリスク薬の薬歴の書き方

ハイリスク薬の薬歴の書き方をまとめておきましょう。

まず、ハイリスク薬が1種類のみの場合は、取り上げたプロブレムがその薬に関することかどうかで記載方法が変わります。取り上げたプロブレムが、ハイリスク薬に関することであれば、プロブレムネームの末尾もしくはSOAPの前に「ハイリスク薬への指導」などと、このプロブレムがハイリスク薬に関してのことである旨を明記すればよいでしょう。その時、SOAPの中に医薬品名が明記されていればそれでよいですが、もし明記されていない場合は、ハイリスク薬への指導である旨を表記する際に「ハイリスク薬：医薬品名への指導」のように医薬品名も明記するとよいでしょう。プロブレムがハイリスク薬についてではない場合は、SOAPとは別に「ハイリスク薬：医薬品名」と書き、そのあとに**①患者さんから聞き取ったこと**（副作用の有無や患者さんの様子など）と、それを踏まえて**②こちらから指導した内容**、の2つを必ず記載してください。

次にハイリスク薬が2種類以上ある場合、全ての薬について指導と記録が必要ですので、SOAP外に「ハイリスク薬」と明記した上で、薬ごとに医薬品名と①②をそれぞれ箇条書きで記載してください。もしプロブレムが、どれかのハイリスク薬に関するプロブレムであるならば、前述のとおり、プロブレムネームの末尾もしくはSOAPの前に「ハイリスク薬への指導」と書き、症例1のように、ハイリスク薬に該当する薬のところには、「上記参照」など記載すればよいと思います。なお、毎回全く同じ内容の指導が続くのは好ましくないので、毎回違う内容の指導をするように心がけましょう。

▶症例1の薬歴はp.32参照

付録 用語解説

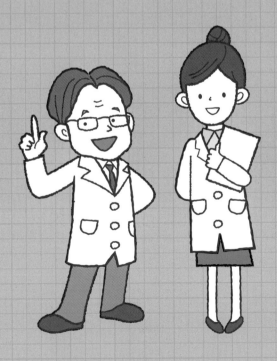

●服薬ケアの定義と関連用語

用語	解説
服薬ケア	患者さんに使用される医薬品の管理、及び、服薬に関わる事柄、認識、意志、人間関係など、服薬を中心とした治療全般とその反応に対するケア。 日常生活の中で薬物治療を行いながら、その中心である患者さんが、自己決定型の医療を受け、生活改善なども含めたQOLの向上を目指すことができるように支援するために必要なあらゆることを行うこと。
服薬ケア倫理	服薬ケアで薬剤師に求める倫理観を具体的な行動として示した行動指針。医療者としての経験が未熟な若い薬剤師であっても、この服薬ケア倫理を行動指針とすることで、患者さんに慕われ、信頼される医療者を目指すことができる。
患者応対	薬局窓口など必要な場所において、薬剤交付、患者インタビュー、情報提供、服薬ガイダンス、服薬コンサルテーション、服薬カウンセリングなど、服薬ケアが成功するために必要なやり取りをすること。
患者応対技術	服薬ケアにおける患者応対技術は、(1) POS、(2) 服薬ケアステップ、(3) 基本姿勢（患者さんの前に立つときの心構え）、(4) 感情への着目、(5) 服薬ケアコミュニケーション（狭義）を包含したものである。
服薬ケアコミュニケーション（狭義）	患者応対技術のうち「コミュニケーションそのものに関わるスキル」の部分を狭義に「服薬ケアコミュニケーション」と呼ぶことがある。
情報提供と服薬ガイダンス	情報提供：「薬に固有の情報」を提供すること。イメージとしては電子添文のような情報提供の仕方。患者さんが違っても、薬が同じならばその情報は同じであるとの考え方に基づく。※薬の情報を提供する「対物業務」である。 服薬ガイダンス：「患者さんに固有の情報」として必要な情報を提供すること。全く同じ薬であっても、患者さんが違えば、その患者さんの人生にとっての意味は全く違うはずであるという考えに基づく。薬剤師は基本、常に「服薬ガイダンス」をするように心がけることで、患者さんの理解度は上がると考える。※患者さんのもつプロブレムを解決する「対人業務」である。
服薬コンサルテーション	患者さんから「答えが聞きたい」質問のときの応対の仕方。 ➡先に答えを述べ、後にその理由を述べるとよい。
服薬カウンセリング	患者さんから「自分の感情（不安や恐れなど）を訴えたいときに、形式としては質問の形をとって、その感情を投げかけてくる」質問のときの応対の仕方。 ➡質問には答えず、必ず「なぜそれを聞きたいのですか？」など、質問した背景の感情について質問を返すこと。すると「実は、この薬を飲んだら何だか気持ち悪いような気がして……」などと、訴えたいことがそこで開示されることが多い。質問を返さずに表向きの質問に答えてしまうと、患者さんはガッカリして、本当に言いたいことは口に出さずに帰ってしまうこともある。
薬識	薬物治療のための自立した服薬行動に関連する、全ての知識、認識、意志、意欲、服薬行動への動機づけ、及び、それらの状態にあるときの自らの反応とその認識を含めた総合的な意識の状態である。
意志	「病気を治そう」、「治療に向き合おう」、「薬を飲もう」と考える自らの意志のこと。服薬に関しては、積極的に「飲みたい」という気持ちがない場合には、ときに飲み忘れたり、「面倒くさい」気持ちが勝って飲まなかったりすることがある。
服薬意欲	薬識や病識のバックアップにより、「薬を飲もう」という意志だけでなく、自分のQOLの向上のためにもつ「(この) 薬を飲みたい」という気持ちのこと。
服薬行動	実際に薬を服用するための行動のこと。外来患者の薬物治療においては、患者本人の服薬行動によって、薬は体内に入ることになる。

行動変容	自分の意志で日常生活の習慣や行動を変えること。「飲みたくない」薬を飲んでもらうことも、生活習慣を改善してもらうことも、食事の習慣を治療に望ましいものに変えてもらうことも、全てが行動変容である。薬剤師の関与により、薬物治療が成功する方向に行動変容してもらうことが、薬剤師の医療において目指すところである。
人の行動原理	人の行動は、動機（その行動をとりたいと思う気持ち）と抵抗感（その行動をとりたくないと思う気持ち）のバランスで決まる。「行動変容」を促すためには、動機を強めるか、抵抗感を弱めるようにアプローチすることが大切である。

●患者応対技術—（1）POS（problem oriented system）と関連用語

用語	解説
POS （ピーオーエス）	医療において患者さんに着目するとき、まずプロブレムを見いだし、そのプロブレムごとに、証拠となる事実とその判断を捉えていくことで、医療の質を高めることができるとする、医療の行動システムのこと。 プロブレムごとに（problem oriented）患者さんに着目し、情報収集することが大切である。SOAPはそのための思考ガイドであり、「何をどこに書く」という記録を書く場所の決まりではない。「プロブレムごと」になっていなければ、POSの利点は全く得られない。
プロブレムネーム	「今日、目の前の患者さんにどんなケアを行うのか」を一言で言い表したもの。服薬指導のテーマ。「何を指導したのか」その指導内容につけたタイトル。
プロブレムリスト	プロブレムネームを経時的にリストアップしたもの。プロブレムリストを一覧することで、その患者さんにどんなことが起きており、どんなことで悩んできたのかが、一目でわかる。結果的に薬学的管理のサマリーの役割を果たすことができる。
SOAP （エスオーエーピー）	プロブレムごとに患者さんに着目し、アセスメントを明確にしていくための思考ガイド。
S	主訴。そのプロブレムに着目するきっかけになった、患者さんが訴えていること。
O	所見。アセスメントが成り立つための証拠となる情報。主訴と所見によりアセスメントが導き出される。
A	アセスメント。薬剤師の医療者としての判断。薬剤師が考えたこと。
P	アセスメントを元に、患者さんに対してどのようなケアを行うかその計画。記録されるときには、既に実施した後になるので、薬歴においては「患者さんに対して行ったケアの記録」となる。
オーディット	アセスメントが正しいのか、その証拠となるO情報は十分入手できているのかをチェックすること。実務においては薬局内での「症例検討会」として必ず行うことが必要。
自己オーディット	自分自身で自分の判断（アセスメント）や得られた情報の内容が本当に正しいかどうか、自分1人で見直しチェックすること。服薬指導が終わった直後、薬歴の記載時など、要所要所で行うことで、医療の質を高めていくことができる。
薬剤師としての初期計画	薬剤師は医療全体への関わり方が医師と違うため、医師の初期計画と同じものを業務中に立てて医療の質的向上に生かすことはなかなか難しい。そのため服薬ケアにおいては、初回服薬指導を薬剤師にとっての初期計画と捉え、それ以後の経過記録とは別ものとして扱う。
初回服薬指導	初めての処方内容の場合は、全ての薬に対して薬の作用、用法・用量、服薬における注意点などを一通り指導する必要がある。そのため2回目以降の服薬指導のように、プロブレムを立て、要点を絞ってケアすることは難しい。この初回の指導をいう。ただし、患者さんから質問された場合など、プロブレムが立つ場合は、プロブレムに基づく指導と、初回服薬指導を同時に行う。その場合薬歴には、SOAP外に箇条書きで初回服薬指導の指導内容を記載する。

付録

●患者応対技術─（2）服薬ケアステップと関連用語

用語	解説
①質問のジャブ	全くプロブレムが想定されていない状態で、プロブレムを探すためにいろいろな話題を振って相手の反応を確かめる段階。
②気付き・掘り下げ	ジャブの中で「これは？」と思うような「気付きポイント」が見つかった場合、それを掘り下げて本当にプロブレムとして取り上げるべきかどうかを吟味する段階。「④情報の追加と確認」との違いはまだプロブレムが明確に想定されておらず、プロブレム候補を探している段階である。
③プロブレムの推定（絞り込み）	「気付きポイント」を掘り下げた結果、「今日はこのプロブレムを取りあげようかな？」とプロブレムをほぼ決めた段階。ただしまだ最終確定には至っていない。
④情報の追加と確認	「これがプロブレムだろう」と想定したプロブレムを念頭に置きながら、その証拠となるO情報を集めている段階。O情報は、患者さんが自分から述べてくれることはまれで、多くの場合このステップで薬剤師が質問することによって入手できる。患者さんの言葉から反射的に指導を始めてしまった場合、この「④情報の追加と確認」が抜けていることから、O情報なしに、憶測だけでアセスメントしてしまうことになる。そのため外れることが多く、そのような「はずした服薬指導」では患者さんの信頼を得ることができない。
⑤プロブレムの確定	「④情報の追加と確認」で、アセスメントが間違いないと確信できる証拠となるO情報が必要十分に入手できたとき、あるいは何らかのヒントが得られて、「これで説得力をもって指導できる」と確信がもてる段階。
⑥ケアの実施	実際に指導を行う段階。
⑦効果の確認	指導をやりっぱなしではなく、その指導が適切であって、ちゃんと患者さんに伝わったことを確認する段階。「非言語の観察」や「会話のリズムの乱れ」など、服薬ケアの患者応対技術がしっかり身についている場合は、それらの患者さんの様子から確信をもてるので、必ずしも「ご理解いただけましたか？」のような質問が必要とは限らない。
気付きポイント	「①質問のジャブ」を打っているときや、処方箋の内容、来局したときの様子、待合室で待っているときの様子などから「あれ？　どうしたんだろう？」と何か気になることが見つかったら、それを「気付きポイント」と呼ぶ。「気付きポイント」はプロブレムのヒントになることが多い。
気付きリスト	「気付きポイント」をリストアップしたものを「気付きリスト」と呼ぶ。通常は薬局に所属する薬剤師が集まって行う症例検討会において「気付きリスト」を挙げてみるのだが、投薬の前に1人で「気付きリスト」を挙げてみることで、プロブレムのヒントを得ることができる。

●患者応対技術―（3）基本姿勢

用語	解説
土台となる基本姿勢	
①相手に思いきり関心を寄せる	患者さんのことを第一に本気になって考えることが一番大切である。自分の興味関心や、自分の自己満足で患者さんに接しても、決して患者さんが心の扉を開いてくださることはない。
②心のこもった言葉を使う	真に心のこもった言葉は、患者さんが家に帰ってから、自分（薬剤師）のいないところで仕事をする。常に一人の人間としてしっかりと患者さんに向き合うことが大切である。そのためには、冷静で合理的な判断力は失うことなく、患者さんのことを本気で心配し、まるで自分の家族を心配するように、自分の心を動かすことである。
③感謝の気持ちをもつ	患者さんはあなたの言うことを聞くのが当たり前なのではない。あなたの質問に常に正しく答えなければいけないわけではない。こちらの質問に答えてくださることに感謝し、自分が薬物治療の専門家として目の前の患者さんに関わることを許してくださったことに感謝しよう。そして、患者さんと出会えたことに感謝し、お役に立てたなら、お役に立てたことに感謝しよう。
土台に加える基本姿勢	
相手を理解する	まずこちらが相手のことをとことん理解しようと努めると、相手に心の扉を開いていただき、信頼を得ることができる。たとえ自分の常識から考えて信じられないような人であったとしても、「この人はこのような考え方の人なのだ」と理解する努力はできるはず。そしてとことん理解するためには、とことん相手の話を聞くことである。自分の考えを理解してもらおうと思うのではなく、相手を理解しようと努め、とことん相手の話を聞くことである。
アウトカムに責任をもつ	薬剤師の医療としての責任は、あなたの関与によって、患者さんの薬物治療が成功裏に進むことである。あなたの関与の結果、患者さんがよくなっていくことである。「説明はした」「注意はした」であなたの仕事が終わるわけではない。「あの薬剤師が担当すると、病気がよくなっていく」と思われる薬剤師になることを目指そう。
受け取る側が全て	コミュニケーションというのは、受け取る側が全てである。たとえ思いもよらないような誤解を受けたとしても、誤解した相手が悪いのではなく、誤解させたこちらが悪いのだというスタンスで患者さんに向き合うことが大切である。
先に相手のニーズを満たす	先に患者さんの気になることを聞いて、まず相手のニーズを満たしてから、こちらからの質問や話をする。こちらが聞きたいことや伝えたいことを先に済ませてから最後に患者さんに「何か気になることはございますか？」と聞く流れでは、患者さんが「ブロッキング」を起こしてしまい、こちらから伝えたい大切な内容があっても聞いてもらえないため、この順序を間違えてはならない。
多様性を認める	人は多様である。多様な存在をありのままに認めよう。具体的には「自分の常識と相手の常識は違うのだ」との前提のもと、相手の気持ちや考えを理解しようと努力してみること。
多様性を喜ぶ	「多様性を認める」ことが自然にできるようになると、やがて一歩進んで「今日はこんな考え方の人に出会えた」と喜ぶ心境に至る。そんな心境を目指そう。
プロブレムは患者さんの人生の中にあり	プロブレムは、処方の中だけを探していたのでは、見つからないことの方が多い。患者さんの気持ちや日常生活、そして人間関係などの中に、薬物治療を続けていく上でのさまざまな悩みや疑問、そして恐れや不安などの問題点が潜んでいる。つまり、本当のプロブレムは、処方の中ではなく患者さんの人生の中にあるのである。

付録

●患者応対技術―（4）感情への着目の考え方

用語	解説
土台となる考え方	
感情への着目	人が病気になり、それを治療していく過程において、一番大切なのは、その人の気持ちであり心である。「病は気から」というように、気持ちのもちようでそのつらさは大きく変わっていく。医療において患者さんの気持ち、心を最も重視することが、一番大切だと服薬ケアでは考えている。その象徴であり、具体的な行動指針でもあるのが「感情への着目」である。まず、患者さんの気持ちに着目すべし。
土台に加える考え方	
医療は愛である	服薬ケアにおいて、医療の基本は患者さんを愛することであると考える。患者さんを愛するとは、こちらの都合を押しつけるのではなく、患者さんの都合や気持ちをとことん理解しようと努力すること、患者さんと向き合うことである。その努力とその姿勢が患者さんに伝われば、きっと患者さんから信頼される医療者となれるはずである。
患者さんの心を動かす	患者さんに行動変容していただくためには「患者さんの心を動かす」必要がある。通り一遍の注意をするのではなく、本当に心の底から患者さんのことを思って、患者さんがよくなることを願うことである。それが伝われば、患者さんの心を動かし、行動変容へ導くことも可能になってくると信じるものである。
患者さんに寄り添う	患者さんの気持ちを第一に考えて、患者さんの不安も怖さも、そして治療に向かう前向きな気持ちも、ときにやる気がなくなってしまうことがあっても、一緒になってその気持ちを感じながら励まし合うような関係のこと。
心の扉を開く	相手に心の扉を開いていただくためには、まずこちらから心の扉を開き、相手に向き合う必要がある。患者さんの心の扉を開いていただかないと、質問にも正確に答えていただけないし、こちらが伝えたいことも相手の心には届かない。まずこちらの心の扉を開くことが大切である。

●患者応対技術―（4）感情への着目の技術・（5）服薬ケアコミュニケーション（狭義）の技術

用語	解説
技術	
閉じた質問	「はい」や「いいえ」など、その先に会話が続いていかないような答え方を導く質問のこと。
開いた質問	「はい」や「いいえ」では答えられない、その先に会話が続いていくような答え方を導く質問のこと。
繰り返し	相手の言ったことをそのまま繰り返して返すこと。「オウム返し」ともいう。 ➡声のトーン、話し方、話す速度など、できるだけ同じように返すとよい。
要約	相手の話がある程度まとまったところで、相手が話したこと（正確には自分が聞き取った内容）を要約して相手に返すこと。要所要所で要約を行うことで、相手の話を正しく聞きとれているかを確認することができる。
強調ポイント	言語上に現れる、相手の強調表現のこと。相手の言葉を聞いていれば、誰でも気づくことができる。
身体メッセージ	心が強く動いたときに起こる、「顔が赤くなる」、「汗をかく」、「声が震える」、「喉が渇く」といった身体的な影響をいう。「背中に汗をかく」など直接は見えない身体メッセージであっても、よく相手を観察していれば、暑くなって上着を脱いだり、汗を拭いたりする行動から、気づくことができる。

内部メッセージ	相手に身体メッセージが出るほど心が動くと、こちらが相手にしっかりと感心を寄せていると、自分にも身体メッセージが起こる。これを内部メッセージという。これは自分の中の変化なので、自分の身体メッセージを知っていれば、必ず気づくことができる。
気持ちを聞く	患者さんの本音を聞き出すにあたって、事実ではなく気持ちを聞く技法。最もストレートな聞き方として「今（その時）どんなお気持ちですか？」などがある。うまくはまると感情の掘り下げ、明確化がグッと進む。感情への着目をしながら、「そんな時って、どんな気持ちなんだろう？」と素直に思えたときに聞くのが、最も効果が高い。
非言語表現	相手の気持ちが伝わってくる、顔の表情、身振り・手振り、声のトーン、全体的な雰囲気といった「言葉以外の表現」のこと。 言語と非言語（言葉以外）が食い違っている場合は、多くの場合非言語の方が本音に近い。例えば、言葉では「大丈夫です」と言っているのにとてもつらそうな場合などである。言葉で「大丈夫です」と言っているからといって、安心してスルーしてはいけない。
褒める・認める	相手が言っていることや、態度、姿勢などを、否定したり、違う意見を述べたりせず、肯定して認める姿勢を示すこと。人は自分を否定されると心の扉を閉じて自分を守ろうとするため、常に「褒める・認める」言葉をかけるように意識するとよい。
会話のスタート地点をそろえる	ちょっと話がそれたときなど、話を元に戻したいときに、今まで聞いてきたことを要約して返すことにより、「今、何の話をしていた」ということをお互いに確認して、そこから先の会話のスタート地点をそろえること。話し好きで話題がどんどん流れていってしまう人には、短い時間で必要な質問をするために必須ともいえる技法である。
宣言	大切なことを伝えたいときなどに、「これからとても大切なことをお話ししたいので、これだけは今日必ず覚えて帰ってください」などと、事前に宣言すること。大事なことをしっかり認識してもらうために、大きな効果がある。大事な質問をする前にも「これはとても大切なことなのですが……」と宣言してから質問することで、より正確な答えを得ることができる。
沈黙	例えば、相手がこれまで話していなかったことを「開示」しようかどうしようか迷っているときなどに、こちらから「いかがですか？」などと言葉を重ねてしまうと「ま、言うのはやめておくかな」と気持ちが引いてしまうため、そのようなときは「沈黙」した方が相手の言葉を引き出すことが可能になることがある。
開示	今まで事実とは違うことを言っていたり、一度も話してくれなかった事実を初めて明かしてくださること。患者さんとの会話の中で、相手を責めることなく、自然に開示に導くことが、患者応対技術の目指すところである。
確認	患者応対のあらゆる場面において、確認は最も大切なことである。過去の薬歴に書いてあることも、そこまで話を聞いてきて「こうだろうな」と思ったことも、必ず相手に一度返して自分が受け取ったことが正しいかどうかを確認してからでなければ、それは事実として扱ってはいけない。
ウラを取る	自分の推定したアセスメントが正しいことを証明するために、それを示す事実を質問して聞き出すこと。通常、S情報から「きっとこうなんだろうな」とAの推定が先に思いつき、その考えが正しいことを確かめるために、O情報を聞き出すという手順を踏むことが多い。
会話のリズム	今話題にしていることが、患者さんの認識と合っているかどうかを見分けるポイントが「会話のリズム」である。質問への返事や要約を相手に返した時の受け答えのリズムから、今話題にしていることが合っているか間違っているか見分けることができる。 ➡合っている場合：「**そうなんですよ**」（強調あり）と会話のリズムが乱れない。 ➡間違っている、あるいは少し違う場合：「そ、そうですね」（跳ねる）、「あーそうですね」（伸びる）のように、会話のリズムが乱れる。
フィッティング	会話のリズムの乱れや非言語表現などで、自分が受け取ったことに間違いがあるとわかった場合に、「もう一度話してもらって、要約して返す」を繰り返して、正しく修正していくやり取りのこと。

付録

外堀を埋める	本人が意図して隠していることを聞き出したい時などに、周辺事実を丁寧に聞いていって、話の外堀を埋めた後「だとするとこちらはこうですか？」と一番聞きたい本命の質問を最後にする質問技法のこと。薬歴に書いてあったり、話の初めの方で聞いた内容が、話しているうちに「どうやら違うみたいだ」と気がついたとき、いきなり聞きたいことを聞くとまた否定されてしまうが、この技法をうまく使うと、正しい答えを聞くことができる。
うなずき効果	何度もうなずいて相手の意見に肯定する意思表示を続けることにより、だんだん自分自身も前向きな気持ちになってくる効果のこと。 ➡相手にうなずいてもらうためには、必ず「Yes」と返事をもらえる質問をいくつか続けて聞くことである。
感情の掘り下げ	「感情への着目」をしてある程度患者さんの感情を示す言葉を聞けたときに、もっとその奥に真の感情が隠されているかもしれないと考え、その感情をさらに深く掘り下げること。
感情の明確化	「感情の掘り下げ」により、患者さんの気持ちを明確にしていくこと。
事実の掘り下げ	患者さんから聞き出すことができた事実が、まだ曖昧だった場合、知りたい点を詳しく聞いていくこと。
事実の明確化	「事実の掘り下げ」の過程を経て、実際はどうだったのかを明らかにしていくこと。
解釈モデルを聞く	自分の病気やその原因などについて、医学的な知識のない患者さん自身が「ここがこんな風に悪いのではないか」と考えていることを解釈モデルという。これは患者さんの病識や薬識などを探るために大変大きなヒントになり、ときに医師にとってもヒントになることがあるという。「感情への着目」の1つとして、解釈モデルを聞くことも、大切である。
反応	人が一定の状態に置かれたときにいつも同じように示す反応のこと。その反応をあらかじめある程度でも把握しておくと、行動変容を求める時のアプローチの仕方に大きなヒントをもらえることが多い。 ➡常日頃から「どんな反応を示す人なのか」をよく観察しておくとよい。
質問力	患者さんから情報収集するにあたって、「根掘り葉掘り感」をもたれることなく、必要な情報を十分に手に入れるための質問をすることができる実力のこと。質問力を磨くことが、患者応対技術を高めるとても大切なことである。
注意すること	
限定質問 注意！	「何か気になることはございますか？」と開いた質問をしているのに、その直後に「例えば副作用とか……」と限定をつけてしまう質問のこと。これでは他に気になることがあったとしても「副作用はありません」と答えられて終わりになってしまう。つまり自分では開いた質問をしているつもりで、実は閉じた質問になってしまっている。
コミュニケーションギャップ 注意！	「言葉のもつ意味は人によって異なる」ことに起因する食い違いのこと。誰でも知っている言葉でも、その言葉のもつ意味は人によってそれぞれ違う。自分が「こういう意味である」と思って使った言葉も、もしかすると患者さんは違う意味に受け取っているかもしれない。これは常に「確認」することによって、最小限にすることができる。
はずした服薬指導 注意！	患者さんの気持ちやニーズに合致しない、患者さんにとっては期待外れな服薬指導のこと。薬剤師として患者さんから信頼を得るためには、まずこの「はずした服薬指導」をしないことが大切である。
ひも付き指導 注意！	処方薬についての注意事項のみを延々と述べる服薬指導のこと。初回服薬指導においては大切だが、毎回同じ「ひも付き指導」ばかりしていると、患者さんは薬剤師の話を聞かなくなる。相手の理解度に合わせて、「ひも付き指導」から脱却しなければならない。
ブロッキング 注意！	自分の思い込みや先入観が原因で、相手はきちんと話しているのに自分の心がそれをブロックしてしまい、相手の話を聞き取れなくなってしまっている状態のこと。
根掘り葉掘り感 注意！	こちらの興味・関心だけで、あれこれ質問を重ねたときに、まるで尋問されているように不快に感じる患者さんの気持ちのこと。薬剤師は患者さんに「根掘り葉掘り感」をもたせないように、必要な情報を聞き出す力が必要である。

索引

■著者

岡村 祐聡（おかむら まさとし）

1985年明治薬科大学薬学部薬剤学科を卒業。臨床検査会社に勤務後、調剤薬局に入局。
1999年に服薬ケア研究所を設立後は、人材育成のプロとして薬剤師の生涯教育に携わってきた。
2021年に一般社団法人服薬ケア医療学会理事長に就任。検査値、ハイリスク薬、免疫学、抗がん剤、医療統計学、薬物動態学など、さまざまな分野を「わかりやすく」解説し、好評を博している。
プロブレムに着目し思考力を育てる「頭の中をPOSにする」や、服薬指導を直接ブラッシュアップする「SP研修」など、「ここでしか学べない」と評判の講座も多い。

〈主な著書〉

ホンモノの薬歴の書き方（金芳堂）、患者応対技術と服薬ケアコミュニケーション（診断と治療社）、SOAPパーフェクト・トレーニング（診断と治療社）、SOAPパーフェクト・トレーニングPart 2（診断と治療社）、今度こそモノにする薬剤師のPOS（エルゼビア・ジャパン）、会話で学ぼう！ 薬剤師のための患者応対技術の実践法（診断と治療社）、薬局薬剤師の患者応対（エルゼビア・ジャパン）、薬局薬剤師のPOS（エルゼビア・ジャパン）

薬ゼミファーマブック

症例で学ぶプロブレムの見つけ方
—服薬指導と薬歴記載のコツがここに！—

2023年9月30日　初版第1刷発行

著　者　岡村 祐聡
発行人　穂坂 邦大
発行所　株式会社薬ゼミ情報教育センター
　　　　〒101-0054　東京都千代田区神田錦町3-12-10　神田竹尾ビル4階
　　　　TEL　03-3518-8246
編集室　学校法人医学アカデミー 出版課
　　　　〒101-0054　東京都千代田区神田錦町3-12-10　神田竹尾ビル4階
　　　　TEL　03-3518-8243／FAX　03-3518-8244

ISBN978-4-910243-30-6

服薬ケア倫理

　　服薬ケアとは、QOLの向上を目的とした患者さん主体の医療が実現されるために、薬剤師が担うべき医療のあるべき姿を概念化し、理論体系として再構築したものである。 服薬ケアを実践するにあたっては、その理論と方法論を学ぶだけでなく、ここに掲げる心構えや行動規範を旨とすべきであり、そのような姿勢こそが服薬ケアの成功をもたらすであろう。

1. 服薬ケアを実践するためには、これまでの固定概念からの発想の転換が必要である。薬というモノや事柄にとらわれた発想から離れ、患者さんの人生の価値をいかに高めるかという発想ができなければならない。この発想の転換ができたものには、服薬ケアはあたりまえのことばかりのはずである。

2. 服薬ケアは医薬分業を前提とする。日本の文化の中に本当の意味での医薬分業がしっかりと根付いていない現状では、文化としての医薬分業を定着させることも服薬ケアの目的の一つであり、そのための行動も服薬ケア実践論の中に含まれている。

3. 服薬ケアを実践するものは、自らの基（もとい）となる知識の学習や技術習得のための訓練を怠ってはならない。服薬ケアは現実的に役に立つ知識や技術が優れていてこそ、その力を発揮するのである。

4. 服薬ケアを実践するものは、自らが身に付けた知識や技術を自らのみのものとしてはならない。共に努力する仲間と共有し、後に続く者たちに伝授していくことも、担うべき役割に含まれると考えるべきである。薬剤師の医療の発展のために自らを役立たせることを善しとせよ。

5. 服薬ケアを実践するものは、あるべき姿を追い求め、理想像を常に持ち続けなければならない。なぜならば、患者さんにとっての理想の人生を追求するのがQOLの向上であり、理想にできる限り近づくことが、服薬ケアの最終的な目的だからである。

6. 服薬ケアを実践するものは、現実を直視し、現実から逃げることなく、現実に対処するものである。現実の問題を一つ一つ着実に解決していくという結果を求められていると心得よ。理想のみを語り、現実を疎かにするのは服薬ケアではない。

7. 服薬ケアを実践するものは、決してあきらめてはならない。たとえ現実が厳しくとも、理想が遠くとも、いつまでも、どこまでも、努力を続けることを旨とせよ。努力を惜しんではならない。

8. 服薬ケアを実践するものは、愛情深き人間味豊かな心と、理性的で合理的な思考能力、判断力を、共に有するものでなければならない。そしてその両者がバランスよく保たれていなければならない。

9. 服薬ケアを実践するものは、患者さんとそのご家族、また医師を初めとするすべての医療スタッフに対して、常に変わらぬ心構えと一貫した行動を貫かなければならない。これが服薬ケアの品位と信頼性を決定付ける。

10. 服薬ケアを実践するものは、自分たちのどんな都合よりも、患者さんの利益を最優先しなければならない。そしてそれが本当に、真の意味で患者さんのためになっているかということを、常に点検しなければならない。

11. 服薬ケアを実践するものは、医療者としての念いと個人の良心とが同一であるような人格を求められていると心得るべきである。

12. 服薬ケア実践の源（みなもと）を一言で言い表すならば、それは「与える愛の念い」である。見返りを求めない与えきりの愛の念いが、ケアを提供しようとする人の心に満ち満ちている事である。

13. 与える愛の実践とは、相手をとことん理解することである。とことん理解するとは相手の話をとことん聴くことである。とことん相手の話を聴き、とことん相手を理解せよ。相手がとことん理解できれば、自分が何をすれば良いかわかるはずである。

14. 与える愛の念いが見返りを求めないものであるか、そうでないかは、私たちが提供したケアを受け取っていただけたことに感謝できるかどうかということでもある。自分たちの関与によって患者さんから感謝されることを当然と思ってはならない。もし感謝していただけたのなら、さらに深い感謝の心をお返しすることである。

15. 服薬ケアを実践しようとするものは常に自らの心の在り方を振り返る習慣を持つべきである。今の自分の言葉は本当に与える愛に満ちたものであったか、今の自分の行為は本当に患者さんのためのものであったか、どんなささいなことでも常に我が心を振り返り、患者さんに向かって常に最高の自分を提供できるように心がけるべきである。

一般社団法人 服薬ケア医療学会　理事長　　岡村 祐聡